医易通说 医学见能

清·唐容川 著

周劲草 整理

八卦取象

缘起

山西出版传媒集团

山西科学技术出版社

目 录

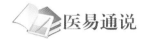医易通说

医学见能

目录

医易通说

清·唐容川 著

周劲草 整理

八卦取象

缘起

医易通说 上卷

（清）唐容川 著

缘起

余每谈医，辄引《易》义，听者多河汉①其言。不知人身脏腑本于天地阴阳，而发明天地阴阳者，莫备于《易》。虽近出西学，窥测算、量、光、电、化、热、汽机制造，无不精奇。然推究其理，一一皆具于《易》中。故吾说《易》，每参西学。西人译"易"，译为"变化"二字，是西人已知《易经》为化学气数之根源。将来，西人必有通中国文字者，详译《易》文，当大有益于西学，乃知中国圣人贯三才②，汇万汇③，亘古今而莫能外。惜乎中国自元明后，制艺设科，学术浮

---

① 河汉：空言无实。亦为不置信，或为忽视的意思。
② 三才：天、地、人。
③ 汇万汇：前一个"汇"为汇合；后一个"汇"指品类。

· 1 ·

薄，于《诗》《礼》《春秋》，且不能身体力行，何况《易经》所言皆是性与天道，故注家空谈名理，罔得实迹，甚且翻衍卦爻与小儿斗七巧图更无以异，将一部《易经》置诸无用。岂知圣人作《易》，开物成务^①，无一语托诸空谈。愧吾尠学，未能通德类情，以尽发《易经》之旨。惟于《易》道，见有合于医理者，必引伸之，为医学探源，为易学引绪。尤愿中国通儒共参《易》旨，泰西贤士同明《易》道，以参赞天地之化育，则诚盛德大业矣。

考辨

上古之《易》，并无文辞，至文王、周公、孔子乃作《彖》《象》《爻辞》《系辞》，皆是《易》之注脚。其实《易经》只有爻象、卦图而已。当孔子时，必有先天八卦图、《河》《洛》九数十数图、后天八卦图、六十四卦图。是以孔子《系辞》第一章言"天地定位""八卦相荡"，是言先天八卦。第四章言"《易》与天地准""知幽明之故""通乎昼夜之道"，是言九数法天地之昼夜也。九数世名《洛书》，惟宋·刘牧以为《河

---

① 开物成务：《易·系辞上》中有"夫易，开物成务，冒天下之道，如斯而已者也"。

图》。今考《系辞》，先称《河图》，后称《洛书》。九数之义居先，是当改名《河图》，以与《易》义相合。第九章曰："天一地二，天三地四云云，又言十数，象五行四时以成变化也。"十数世名《河图》，惟宋·刘牧以为《洛书》。今考《系辞》，十数之义居后，是当改名《洛书》。再观《下系》^① 第五章曰："日往则月来，月往则日来，日月相推而明生焉。寒往则暑来，暑往则寒来，寒暑相推而岁成焉。"先言昼夜，后言四时，则九数法昼夜当居于先，名《河图》；十数法四时当居于后，名《洛书》，义可想见。刘牧说本希夷，不为无据。先儒力辩其非，习于旧闻，不信刘说。又谓："天乃锡禹《洪范》《九畴》，为龟书出洛之证。"不知《洪范》原文，并无龟书，《九畴》效法九数，亦非法龟书，何乃执天锡为出《洛》^② 之据？

【余按】"图""书"二字，"图"谓圆形，"书"谓积画。九数分八方，其形圆，有五数，无十数，因龙马之形不方而背又属阳，图负于龙马之背，是以无腹下之十数，只有背上之五数也。若乎《洛书》分四方，有天五，又有地十，因龟之腹背皆有积画，背甲之画象

---

① 《下系》：此处指《易·系辞下》。
② 《洛》：此处指《洛书》。

天，腹版之画象地，背上之画其数奇，腹下之画其数偶，合为十数，以成天地对待之形。盖龟形本方，又有腹背之甲版以象天地，所以其数以天地分言也。今因从刘说，改九为《河图》，十为《洛书》。非敢阿好，实与《易》旨有合耳。义详于下。

总纲

西学有《物理推原》一书，由一名一物次第推求，而归本于造化主，是万殊推到一本。《中庸》所谓"其次致曲，曲能有诚①"也。中国圣人作《易》，由太极衍为八卦，由八卦重为六十四卦，范围天地，曲成万物，是一本散为万殊，孔子所谓"吾道一以贯之"也。太极者，谓天地未分之先，只浑然元气一团而已。由太极生出两仪，有阴有阳；由两仪生出四象，则阴中又有阳，阳中又有阴；由四象生出八卦，邵子所谓先天八卦也。非仅空名，实有此八样气化以化成天地。于是乎天旋地转，阳为昼，阴为夜，遂有《河图》九数之位。积昼夜以成四时，天地转运，四时互更，又有《洛书》十数之位。天与地一往一来，将先天八卦之气，变而为后

---

① 其次致曲，曲能有诚：致行于细小之事，也能达到"诚"的境界。这里比喻近代西方科学从分析局部来认识整体的方法。

天八卦之运，则万物成矣。物相杂，卦相荡，合为六十四卦，三百八十四爻，则变化尽矣。《焦氏易林》又衍为三百八十四卦，二千三百四爻。然《内经》云："阴阳者，……数之可千，推之可万。"安能以爻象尽之？圣人举例发凡，备于六十四卦，广矣，大矣，莫能外矣，何必更加推衍。吾于《易》义，尤不过窥豹一斑，只就确然可据，有关医学者，约略言之。所望医学昌明，允跻仁寿①。至于《易》学，尤望海内群公阐明圣道，位天地，育万物，岂曰小补之哉！谨将臆说序列于后。

太极

天地未分之先，无物无象，人谁得而见之？圣人原始返终，由有形推到无形，知天地初生之始，只是浑然元气一团，无以名之，尊称之曰"太极"。欲将太极写图，则当作"○"，以象浑然元气之形。泰西算法，从0起，从九止，谓天地之数皆起于0，即是起于太极之义。中国数起一，一字本作"·"，后人引长作"一"，其实古只一点，以象太极。故许氏《说文》云："惟初

---

① 允跻仁寿：达到长寿。允：文言语首助词。跻：登、达到。仁寿：以仁者安静能致长寿。《论语·雍也》："仁者寿。"

太始，道立于一，造分天地，化成万物。"世称包羲一画开天，皆指太极而言。至宋·周濂溪①先生，乃以"○"为无极图，而另以"☯"为太极图，其说未尝不通。然"☯"图既分黑白，已有阴阳，是已生两仪，不得仍名太极也。虽草木之核仁，多是两瓣。然五谷之实，不尽两瓣，不得以核仁两瓣为象太极。凡核仁两瓣者，其中间必有微芽，是芽象太极，两瓣仍象两仪，故追写太极，必以"○"为元气浑然之象。

【又按】《易经》只推到太极而止，并未推到无极。盖太极者，造化之根柢也。若云无极，则并根柢而无之，亦何关于造化？故周子无极之说，未免头上安头。天地初生，无从目见，惟将人物初生考验之，则太极之象可见。有如鸡卵，皆以为太极一团之象。然卵白象天，卵黄象地，黄为阴，白为阳，已分阴阳，便是两仪，不得名为太极也。惟未成卵之先，附于雌鸡背脊骨间，只有细子，小者如梧子，大者如弹丸，只是圆核一枚，并无黄白二色，乃为鸡卵之太极。人之初胎，一月为胚，亦只浑然一团，是为生人之太极。推之万物，返之两大，太极之义，从可想矣。

---

① 周濂溪：北宋哲学家，名敦颐，字茂叔。"濂溪"是他的号。"无极而太极"之说，见其所著《太极图说》。

太极者，肇造天地人物之真宰也。耶稣、天主，尊崇造化主，虚奉其名，不知其实。问如何肇造天地人物，则但曰神妙莫测。不知圣人言太极则真是造化主。如何肇造，如何神妙，皆有变化生成之实据，不徒托诸空谈，《易》其至矣乎！

【男守潜按】西人生理学言生殖器中有核如卵稍虚。男子精以显微镜照之，有动物形如蝌蚪，为精虫，男女交则精虫入女之卵核，补其虚处而成孕。夫女之卵核即太极形，男女交成孕，即太极生两仪。男子之精虫如蝌蚪，女卵核虚处如蝌蚪，相补完两仪图。此图今以为太极也，详后。

两仪

太极动而生阳，静而生阴，于是乎化生两仪。两仪者，一阴一阳也。原无形象，今欲拟诸形容，则当作"☯"，左为阳，右为阴。以北为阳之初生，以南为阴之初起，有此两仪，而天地万物皆自此生。故《内经·阴阳应象大论》曰："阴阳者，万物之纲纪，变化之父母，生杀之本始。积阳为天，积阴为地。阴静阳躁，阳生阴长。阳化气，阴成形。阴阳者，血气之男女也。左右者，阴阳之道路也。水火者，阴阳之征兆也。阴在内，阳之守也；阳在外，阴之使也。"

【谨按】人身由一阴一阳，生出三阴三阳。三阴又分手足六经，合于坤之六爻。三阳亦分手足六经，合于乾之六爻。故人身一小天地，而天地只一阴阳。《内经》又曰："阳为气，阴为味"，则辨药之性亦自此起。

《内经·生气通天论》曰："自古通天者，生之本，本于阴阳。……阴者，藏精而起亟也。阳者，卫外而为固也。"

【谨按】藏精、卫外，皆是言人身阴阳之功用，惟"起亟"二字，是言起于根源处。"亟"即古太极之"极"，言阳根于阴，阴根于阳，起于太极之义。中国圣人言两仪生于太极，明且确矣。泰西《旧约书·创世记》曰："神造天地，其初空虚黑暗，神说要有光，就有了光。神将光暗分开了，神称光为昼，称暗为夜。"此与太极生两仪之说相合。所谓空虚黑暗，即《内经》起亟者也。中国圣人言太极是造分天地之根源，而泰西《创世记》另言有神造天地。夫太极之外，更有何神？宋·周子①于太极外，再溯无极；《创世记》于天地外，另有一神，皆不免于托空。

问曰：阴阳初分之时，究是何物何象？答曰：只是光暗二色而已。问曰：可是冷热二气否？答曰：先分光

---

① 周子：指周敦颐。

暗，后分冷热。譬如清晨有光而不热，黄昏已暗而不冷，则知先有光暗，后有冷热。

四象

既有阴阳，互相感召，阳育阴，阴含阳。泰西名为发力，又名吸力、摄力，互相吸摄，于是阴中有阳，阳中有阴。故阴阳二气又分为四，名曰四象。凡此四端，尚无定形，未可以图写之。今欲拟诸形容，则当作"☯"。此图并非实象，不过以左为阳，而阳中又有阴；以右为阴，而阴中又有阳，略写四象之意，阅者幸勿拘执。邵康节有平方图，于四象图之理，尚能形容，今附如下。（图1）

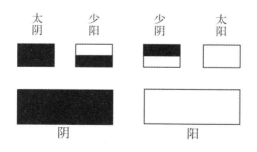

图1　四象图

先天八卦

既有四象，乃变生八卦。邵子所谓先天八卦也。今

将邵子之图列于下端。（图2）

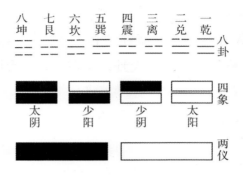

图2　先天八卦图（两仪生四象，
四象生八卦，由八卦生六十四卦。
邵子皆有图，兹不具录）

上图下二位，一阴一阳为两仪。中四位，太阳、少
阴、太阴、少阳为四象。由四象而生出八卦上八位。
乾、兑、离、震为阳之所生，巽、坎、艮、坤为阴之所
生。又以乾、兑生于太阳，离、震生于少阴，巽、坎生
于少阳，艮、坤生于太阴。次第相生，序列其数，则为
乾一、兑二、离三、震四、巽五、坎六、艮七、坤八，
邵子所谓先天八卦之数也。后人以"先天"二字，与
《易经》"先天弗违，后天奉若①"，义不相合，遂诋其

———————————————

① 先天弗违，后天奉若：见《易·乾》。原文为"先天而天弗违，后
天而奉天时"。

非。然考八卦，实有先后二义，位次各有不同。虽"天"字之名不甚赅洽，不得谓卦无先后也。故《系辞》"天地定位"二章在"帝出乎震"章之前，足见"帝出乎震"章是言后天卦，当在后；"天地定位"章是言先天卦，当在前也。

推衍八卦之序，而知人之初胎在母腹中，第一月只是一点元阳之气，以应乾一；有气即有液，第二月气又化液，以应兑二，主泽液；第三月气泽合化为热，以应离三；第四月振振而动，以应震四；既震动则有呼吸，象风气；第五月子随母气有呼吸，以应巽五；第六月胎水始盛，以应坎六；第七月子之肠胃已具，以应艮七，主中土；第八月肌肉皆成，以应坤八，形体俱全。故凡怀孕逾八月生者，其子易养，不满八月则子难养。今医遇人体弱，以为先天不足，所谓先天，即指胎元而言。

【再按】人在胎中，先生头，为乾一；次生肺，为兑二；次生心，为离三；次生肝、胆，为震四、巽五；次生肾，为坎六；次生肠胃，为艮七；次生肌肉，为坤八。西医剖视，大略如此，颇合先天八卦之象。

数者，所以纪气也。苟无其气，则数只空名，非造化之确数矣。有如先天八卦之数，皆实有其气可凭。乾居一数者，盖肇造天地之先，太极初分，先有天阳，只一点光气而已，故乾居一数。有此一点光气。次有润泽之气，故兑泽居二。光泽二气合化为热，于是生火，故离火居三。火气发则震动，故震居四。有发动即有往来，是生风气，故巽风居五。雷动风散，雨水斯降，故坎水居六。有流即有止，有水即有山，故艮居七。山水具而地体成，故坤地居八。古人未有此说。余览泰西《旧约书·创世记》云："神造天地之始，空虚无物。神曰：'要有光'，就有了光。"此即《易经》先天卦乾居一数之义。摩西、耶稣出于西土，未读中国《易经》，其言创世，先言有光，恰符乾一之数，非聪明绝世，安能言此。惜其说出于想象，不能次第推详，故其后言神要有水，要有火，要有山，要有地，与《易》之序不合。揆之造化，次第未符。不如中国圣人所列先天八卦，次第相生，与造化丝毫不差。今人不究《易》义，亦知《易》道精博，佛释、耶稣之教，何一而不赅哉。

问曰：先天八卦之数，由一至八皆顺数也，《系辞》何以有"数往者顺，知来者逆"之说？答曰：由一至八，此天地并未成形之先，原无定位，只是一气相生。故画卦则一阴一阳，次第相加，而造化则由一至八，阴阳相生。此生阴生阳之数，并无顺逆者也。惟天地已成形后，则有定位，有定位则阴阳对待，八卦相错，于是乎分阴分阳。阳数顺行，阴数逆行，阳为昼，阴为夜，阳法天，阴法地，天旋地转，寒往暑来，《易》所谓

"数往者顺，知来者逆"也。另图如下。（图3）

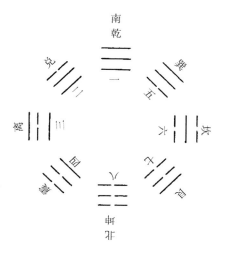

图3　先天八卦方位象数图

上先天八卦方位象数图义原出于《易》，并非邵子创说。《系辞》曰："天地定位，山泽通气，雷风相搏，水火不相射，八卦相错，数往者顺，知来者逆。"即此之谓也。

问曰：震、离、兑何以当居左？巽、坎、艮何以当居右？答曰：此以其数定之也。阳数顺，主生，当居左，故自乾至震位在左；阴数逆，主成，当居右，故自坤至巽位在右。以其数之顺逆分为左右，八卦随之，遂成对待之形。以六子论，则乾坤者父母也。艮、坎、震三男卦皆依于坤母，巽、离、兑三女卦皆依于乾父。阴求阳，阳求阴，故《易》曰："乾称父，坤称母。"震一索而得男，故谓之长男；巽一索而得女，故谓之长女；坎再索而得男，故谓之中男；离再索而得女，故谓之中女；艮三索而得男，故谓之少男；兑三索而得女，故谓之少女。索者，求也，取也。天索地气，地索天气。泰西天学名为"发力"，又名"吸力"，又名"摄力"，实即《周易》所谓"索"也。西人谓天空纯是冷气，地心纯是热质，皆是阴阳互换之证。惟西人言天，冷际上仍是热际，则出于臆断，并无考验，且与吸力、发力之说相阂，安有冷际上又有热际之理？即云冷际上又有热际，亦欺人语，谁往试验？不知中国圣人衍出先天八卦，凡阳卦皆依附于坤，凡阴卦皆依附于乾，而天纯冷，地纯热，阴阳互换，象已见于卦图，不待西人乘气球，凿地穴，始知之也。堪舆家《青囊经》虽伪书，然颇通《易》。其曰："天依形，地附气，阳育阴，阴含阳"，即此之谓也。

问：数往者顺，知来者逆，何者为往？何者为来？答曰：日往则月来，月往则日来；寒往则暑来，暑往则寒来，皆言天地之往来也。以一日论之，自子至午，上半日天左旋，行震、离、兑之位，其数逆，为来；自午至子，下半日行巽、坎、艮之位，其数顺，为往。此天之往来也。若乎地之往来，地右转，自子至午，上半日行艮、坎、巽之位，其数逆，为来；自午至子，下半日行兑、离、震之位，其数顺，为往。地与天相对待，而互相往来，以成昼夜。由一日推至一年，由一年推至一运，以至于十二万年为一元，天地往来之数不外于此，人事之代谢亦不外于此。圣人所以能前知，岂怪诞哉！

问曰：先天八卦之方位，有可实验之证乎？答曰：观于天地而知矣。坤位在北，故地球偏居北方；乾位在南，故天顶正在南方。是以考中星者，必以正南为天顶。水源生于西，坎在西也；日出于东，离在东也。虽《洛书》之数以水属北方，然《洛书》配后天八卦，主四时，言水生成之时则在北方，非谓水气出于北方也。先天八卦以气言，则水之气实生于西，故天下之水源皆在于西。泰西人论海亦谓常往东流，可知水源在西矣。《洛书》以火属南方，亦主时令言。若以气言，则火实生东方。东方属木，钻木取火，即是离火在东之验。艮在西北，故西北多山；兑在东南，故东南多湖泽。西人天学谓天有恒风，起向西南，树枝不动，亦有此风，一刻行六里，可谓先天巽在西南之实证。西南在《河图》当二数，汉·管辂[1]占云："巽二起风"，即指先天巽方

---

[1] 管辂：三国时魏术士，字公明。《三国志·管辂传》中载有管辂卜筮奇验的传说。

而言。震在东北，应寅方，立春万物萌动。先天震与巽对待，巽之恒风吹向震东，震气搏之，复还于巽，震巽合而为恒卦，即取恒风之义。中国人久不考验，赖有泰西天学。考出恒风，而益见圣人名卦之理。

先天主气，后天主运，运主成物，气主生物。凡天地间物，其秉气以生者，多秉于先天卦气也。有兽如鹿，是秉先天坤震之气。震居东北，在今关东，与正北坤卦相合，是为复卦。鹿秉此气，故鹿茸以关东者为佳。冬至一阳生，复卦值月，故鹿解角生茸以应之，用能补阴中之阳气。麋秉先天乾巽之气。先天巽居西南，在今云南吐蕃，与正南乾卦相合，是为姤卦。麋秉此气，故麋茸以吐蕃者为佳。夏至一阴生，姤卦值月，故麋角解而生茸，用能补阳中之阴血。柑、橙、橘、柚皮皆青，有铜绿之色，是秉先天兑金之气。先天兑在东南，当四绿之位，故皮绿；内含汁液，是为兑泽；熟则转红，是转为后天兑之七赤也。柑橘不逾淮，以淮北乃正东方，属先天离卦，兑泽遇离火，则为泽火革，是以橘逾淮北，则变为枳而甘泽减矣。他如荷、藕秉先天离气，梨、菔秉先天坎气。趁此以求，则药性可得其真。

先天八卦，以对待为体，盖大造之匡廓也。既有此匡廓，于是天旋地转，以生昼夜，遂有《河图》之九数。昼夜既生，积为四时，遂有《洛书》之十数。（图4）

医易通说

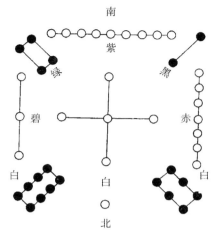

図4　河图

　　此世所传《洛书》图，惟宋·刘牧以为《河图》。先儒皆诋其非。然刘牧云得于陈希夷。希夷颇悉阴阳之理，其说当是。《易》称《河图》在前，《洛书》在后。今考气化，此数实应居前。故从刘牧改名"河图"，盖理求其是而已，何必有成见哉。

　　中五立极，临制四方。戴九履一，左三右七，二四为肩，六八为足。阳数象天，阴数象地。阳数左旋，从北方起，一在正北，三在正东，九在正南，七在正西，而复还于一，为一周。阴数右旋，从西南方起，二在西南，四在东南，八在东北，六在西北。以对待计之则为十，以纵横计之则为十五。五、十者，天地相合之数，万物之根柢，即太极之功用也。

男祖鉴曰："《河图》之数，法天象地，天旋地转，互相乘除。"阳数起于三，三三如九而得九数，三九二十七而得七数，三七二十一而得一数，一三如三，而得三数，皆左旋以法天，故日东出而西没也。阴数起于二，二二如四而得四数，二四如八而得八数，二八一十六而得六数，二六一十二而得二数，皆右旋以法地，故地右转以迎天也。西洋天学但谓"地球每日右旋一周，以成昼夜"，而不知地右旋则天左旋，不得但言地转，不言天转也。天旋地转，日往月来，《易》所谓"日月相推而明生焉"，即指《河图》而言。《九数通考》云："天围三而因以三乘，地周四而折半起算，因以二乘。"折半之说太迂曲。盖天数起于一，原无乘除，至三数始有乘除，故天数以三为乘也。地数起于二，已有乘除，故地数即以二为乘也。

上条经，先父信笔附入，故仍原稿不低格。祖鉴系守潜原名。

问：天围三，地周四，《易》义有取于此否？答曰：有。《易》法天地，故首乾坤。凡阳爻皆从乾来，法天之象。天围三，以三乘之，极于九，故阳爻用九。凡阴爻皆由坤来，法地之象。地周四，以四乘之，极于十六，故阴爻用六。天三极于九，内含五数，地四极于六，内含十数。《易》用九六者，所以尽天地之数也。

问曰：天地只一区宇耳，何以分此三彼二，此五彼六，而定为九方，分为九数哉？答曰：《河图》本于昼夜，昼夜以日为主。日在天则有光，地承日则有热，以光热论之，则其数显然。东方日初出，其时天有三分光，故其数三。地承日光，恰在西南，地有二分热，故其数二。辰巳之时，日临中五，其时天有五分光，故其数五。地承日光，恰在辰位，其时地有四分热，故其数四。午未时天在正南，地在东北，天有九分光，故其数九。地有八分热，故其数八。申酉时天在西方，有七分光，故其数七。地在西北，有六分热，故其数六。戌亥子之时，日在地下正北方，其时天只有一分光，故其数一。地转中宫，其时全无热气，故中宫只有天数之五而无地数也。至寅卯时，则天光又转到三数，地热又转到二数矣。天至辰而临中五，地至戌而转中宫，故《内经》以辰为天门，戌为地户。王冰注戌为天门，辰为地户，则颠倒矣。光热之说不见于古，然《河图》之数以纪昼夜，《易》不云乎："日月相推而明生焉"，即光之谓也；"日以暄之"，即热之谓也。参以泰西光热之学而《易》理分明。

男祖鉴曰："《洛书》为相加之数，加法以次第论。"故《洛书》天一、地二、天三、地四，依次递加，所以明天地一周之次序。《河图》之数以纪天光、地热，积累而成，故用乘。天光由三而累乘之，地热由二而累乘之，其数恰符，是天地之巧合。隶首①作算，实取于此，故凡算法皆不离加减乘除也。

九数分为九宫，黄帝画井分疆，实本于此。但有数与方隅，并无色也。古人又以七色隶之，不知起于何时。然乾为大赤，配九紫；坎为赤，配七赤，则由来久矣。

七色之说，古未有解。今就一年之地面观之，而七色可验。东方初春，草木青翠，故三为碧。辰巳月初夏，草木茂绿，故四为绿。夏时赤日当天，正在南方，故九为紫。未申月夏末秋初，草木黝黑，故二为黑。秋令在西方，木叶翻红，故七为赤。亥月白露为霜，见于地为白色，故六为白。冬月雪盛，故一为白。冬春之交，犹有霜雪，故八亦为白。惟中央五黄，系中土之色，四时不变。古无是说，然不取此象，则义无可通。窃尝远观近取，而立是说，或亦千虑一得耳！

《河图》九数之方位与先天八卦相配合，坤一、乾九、离三、坎七、震八、巽二、兑四、艮六，配取之例，未知出于何时。然汉·管辂占巽二起风，杨子云《太玄经》多准此数，则由来已久。况乾为大赤配九紫，

① 隶首：相传黄帝时人，算术和度量衡的发明者。

坎为赤配七赤，已具于《易》。惟中五之数，无卦相配，盖中五者，太极也。故曰中五立极。九数纵横，皆得十五，即是各有一太极。

后天八卦之方位亦与此数合，故又以后天八卦隶之：一白坎、二黑坤、三碧震、四绿巽、五黄中、六白乾、七赤兑、八白艮、九紫离。

堪舆家以《河图》九数推衍元运，一、二、三为上元，四、五、六为中元，七、八、九为下元。不知虽分三元，实只两元。譬如一日，实只一昼一夜而已。元运推算之法，每数各管二十年。盖天行一位，则地行二位，天行三位，则地行四位，共八十年。天行五位，地亦在五位。将此五数寄于巽方，只管十年，以上共合为九十年。由一至五皆顺数，是为上元。自此天行九位，地行八位，天行七位，地行六位，共八十年。天又行乾方，遂转入地下。地因转西南，而正临五位，将此五数寄于乾方，只管十年。以上共合为九十年。由九退至五，皆逆数，是为下元。三元行尽，天乃复归于一，地乃复归于二。上下两元，其数一顺一逆，不能相接，必天地交于中五，以为枢纽，然后能超神接气，故《内经》以辰戌为天门地户（凡临中五，只须十年，因中宫较窄，故只须十年已行过了）。

《河图》之数皆天左旋，地右转。验之于人，耳目象天，手足象地。《内经》曰："右耳目不如左明也……左手足不如右强也……东方，阳也。阳者其精并于上，上盛而下虚，故耳目聪明而手足不便也。西方，阴也。阴者其精并于下，下盛而上虚，故其耳目不聪明而手足便也。"

《内经》有以脏腑配九数者。《六节脏象论》曰："分为九野，九野为九脏，故形脏四，神脏五。"形脏谓胃、大小肠、膀胱，神脏谓心、肝、脾、肺、肾，所以藏神也。

《河图》之数，配后天八卦，验之于人，有确切不移者，无过于女子七岁更齿，二七而天癸至；男子八岁更齿，二八而天癸至。盖少女属兑卦，得七数，少男属艮卦，得八数，故以七八起算。义详下乾坤六子章。

天地间物，形色不齐，然不过此七色而已。西人用三角玻璃镜，照出日分七色，亦是《河图》七色之验。

此世所传《河图》，今改名《洛书》，义见前考辨章。（图5）

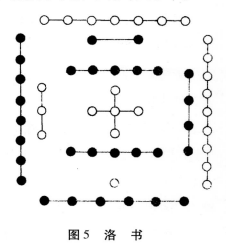

图5　洛　书

【再按】《易经》先言《河图》主气，主生，自当以九数为是。次言《洛书》主运，主成。观《易·系辞》天一地二章，是言《洛书》十数，其曰"成变化而行鬼神"者，以其主成也。行者，即五行之谓也。

此图以成数为主，以五行为用，自当在九数之后，是以从刘牧说，改名为《洛书》。

《洛书》之数，一六共宗，二七同道，三八为朋，四九为友，五十相守。蒋大鸿曰："圣人观象而求其义，以奇属阳，以偶属阴，其数三五，所以齐一。其形对待，所以往来。四时之代谢，由此而运。万物之化育，由此而胚。一生一成，皆阴阳交媾之妙。二气相交，五行兆焉。"此数语颇悉其理，然蒋大鸿仍从旧说名《河图》，又谓圣人本此图始画八卦。不知《系辞》明言："仰观俯察，近取诸身，远取诸物，始画八卦。"至于《河图》《洛书》，则但曰"圣人则之"，并未言本此画卦。且此图四方以配八卦，实属不合。术家拆四隅之数，补成八卦，牵强已极，非造化之真迹也。

《洛书》者，五行之根原也。其数以一、三、五、七、九，属之于天；以二、四、六、八、十，属之于地。天左行，地右行，天行五步，地亦行五步，二五媾精，遂生成水、火、木、金、土，故名曰五行。

男祖鉴曰："西洋天学言地右转，有循行之轨道，而不言天转。中国旧说言天左旋，不言地转，皆不知古圣人五行之理。"古圣人观于《洛书》而知天左行，地右行，一年各行五步，故名五行。然则知天地所行之轨道者，莫如《洛书》也。

又曰："五行一生一成，而有水、火、木、金、土。"此有可以实验者。从冬至起，天左行在北，其时霜雪渐盛，为天一生水之验。天在北，则地在南，日晷[①]渐长，为地二生火之验。立春之后，天行在东，草木皆生，为天三生木之验。地行在西，为地四生金之候，但金在土暗生，人无从验；菊是秋花而生于春，亦即地四生金之一端。春分以后，天行辰位，临黄道，交其时，天在五，地亦在此，承天之合，故但言天五为生土之时，农乃播谷，是其验也。夏至以后，天行正南，合于地二之位，其时赤日流金，为天七成火之验。夏至后，地行正北，合于天一之数，其时洪水盛涨，为地六成水之验。立秋后，地行东方，与天三之位合，其时草木成实，为地八成木之验。天行西方，与地四之位合，其时草木黄落，鞠有黄华[②]，为天九成金之验。重九后，地行戌位，天体渐低，地体渐高，故但言地十为成土之时。其时农

---

① 日晷：日影，引申为时光。晷，古代测日影以定时刻的仪器。
② 鞠有黄华：引自《礼记·月令》中的"季秋之月……鞠有黄华"。"鞠"通"菊"。

功告成，即地十成土之验。五、十二位寄于辰戌，故辰戌为天门、地户。凡此十数，以纪五行、成四时。故《易》曰："变通莫大乎四时。"西人斥金、水二物不足以当五行，中国人和之，亦以为然。不知五行者，言天左行，地右行，而有一步生水、二步生火之义，非执有象之五物言也。是以五行括尽天地之气化。西人立土、水、火、风四端，不知风即木气也。去金不言，试问数十种金从何化生？秋日草木黄落，感何气化？知有形之金而不知无形之气，以西人未读中国书，不知《洛书》十数，固不知五行。奈何中国人日读圣人书而亦不考耶？

《洛书》之数，一生一成，其间必得五数。《易》所谓五位相得而各有合。盖中五者，太极也。四方者，四象也。中五之极，临制四方，五行皆得中五，乃能生成。所谓物，物各有一太极。

五行分为五方，今就地球剖分之。英、法当四九金位，是为西方。俄、美当一六水位，是为北方。非洲、澳洲当二七火位，是为南方。东洋、大海当三八木位，是为东方。中国当五十土位，是为中央。五洲惟东洋一片汪洋，并无土地。虽有琉球、日本，究竟土面无多。盖东方属三八木位，水来生木，是以多水。木能克土，是以少土。然虽少土，而以方位论之，不得谓非东方也。惟其以海为东方，然后知中国实居中央，与《洛书》之位恰合。今人以昆仑为地中，因其水分四面流也。然昆仑只是地之脑顶，《撼龙经》云："昆仑山是天地骨，中镇天地为巨物，如人脊背与项梁，生出四肢龙突兀。"是昆仑山如脑顶，中国在前面，如人之腹心。美利坚在背面，如人之背心。以《洛书》十数论，则天五是地上之中宫，中国配之。地十是地下之中宫，美利坚配之。又以五印度为中者，乃中外形势之说，实非大造之定位也。

《内经·阴阳应象大论》曰："东方生风，风生木，木生酸，酸生肝，肝生筋。在色为苍，在音为角，在声为呼，在变动为握，在窍为目，在志为怒。其畜鸡，其谷麦，其数八，其臭臊①。南方生热，热生火，火生苦，苦生心，心生血。在色为赤，在音为徵，在声为笑，在变动为忧，在窍为舌，在志为喜。其畜羊，其谷黍，其数七，其臭焦。中央生湿，湿生土，土生甘，甘生脾，脾生肉。在色为黄，在音为宫，在声为歌，在变动为哕，在窍为口，在志为思。其畜牛，其谷稷，其数五，其臭香。西方生燥，燥生金，金生辛，辛生肺，肺生皮毛。在色为白，在音为商，在声为哭，在变动为咳，在

---

① 其畜鸡，其谷麦，其数八，其臭臊：出自《内经·金匮真言论》篇。本段是原作者将方位、五行、五味、五畜、五音、五脏总结在了一起。统冠于《内经·阴阳应象大论》篇中。

窍为鼻，在志为忧。其畜马，其谷稻，其数九，其臭腥。北方生寒，寒生水，水生咸，咸生肾，肾生骨，骨生髓。在色为黑，在音为羽，在声为呻，在变动为栗，在窍为耳，在志为恐。其畜彘，其谷豆，其数六，其臭腐。"

五伦五常之性，本于五行，出于五脏。仁者木之性，出于肝。义者金之性，出于肺。礼者火之性，出于心。智者水之性，出于肾。信者土之性，出于脾。五方之民，性各有偏，人有厚薄，性亦不齐，然皆秉天地之五行，莫不具有本性，故孟子曰："人性皆善也。"盖《洛书》之数，以五十为中宫，孔子之教，以五常为中道，体天地，贯四时，所谓时中之圣也。佛主仁而义不备，道主义而仁不全，天主、耶稣各得一性之偏，而五者未备。虽各有理致，与孔子教中之道不同。盖孔子生于中国，从中立教，此非强人为之也，实天地生成自有之性。特恐人欲锢蔽，故必立教以明之。今试验诸物，而知五常之性，本于天矣。雁飞则成行，居则成偶，从一而终，有夫妇之伦理也。雁何故有礼哉？盖雁乃随阳之鸟也。日行北陆，则雁迁居至北；日行南陆，则雁迁居至南。日者，离火也，雁秉火德，故主有礼。仲秋之月，鸠化为鹰，应西方金气而主杀义也。仲春之月，鹰化为鸠，名布谷鸟，应东方木气而主生仁也。以一物应时变性，盖知人性之秉于五行。兽之有信，无过于象。越南、印度等处设陷阱，象落其中，教令投诚，象点头，则引出，终身相从，或代耕作，永不叛也。

【按】其地正当坤方，坤土主信。象鼻极长，鼻准属脾，鼻长土旺，是以有信。象色黑而兼白，黑者二黑①，坤之正色也。白者，坤之对宫八白②，艮方之色。艮亦属土，象得坤艮之间色，秉纯土之气所生，是以有信。

信与忠同情而异位。忠者合于天地之中气，应乎《洛书》之中五，必秉中宫五黄之正气，然后有忠。试观蜂蚁有君臣，其形腰中特细，以应中央。惟黄蜂、黄蚁乃有君臣，黄是中五之色，腰既中细，色又应中央，是以有忠也。龟能前知，鼠不穿空仓，二物皆秉北方水性，故主智。肾者，水脏也。凡物之生，皆秉父母之肾气。蜼兽尾长过身，是肾中督脉极长，知尊贵。老乌鸦纯黑，得肾水之气，知反哺孝养，皆因秉肾气足，故报本返始，不忘其由生也。相法言人耳垂有黑痣主孝，亦以肾开窍于耳，故于此验孝。夫鸟兽犹有五常，岂可人而不知乎！

天干地支，非《易经》之正旨，然亦《易》理所

①② 二黑、八白：见本节前"七色之说"及《河图》（图4）。

有，且其根源，实具于《洛书》，故即继《洛书》而递及之。

天干

十干与《洛书》十数恰符。戊、己配中央五、十，甲、乙配东方三、八，丙、丁配南方二、七，庚、辛配西方四、九，壬、癸配北方一、六。大挠①作此，就天之五道，分布十干，以纪天之五行。推历得甲乙，则知其盛德在木。得丙丁，盛德在火。得戊己，盛德在土。得庚辛，盛德在金。得壬癸，盛德在水。以十干管五行，以五行宰万物，其法精矣！

问：只有五行，应只立五干之名，何以必剖而为十干？答曰：五行之中，又各有阴阳也。《洛书》天数五，地数五，合而为十。故天干之名甲、丙、戊、庚、壬，本天数者为阳。乙、丁、己、辛、癸，本地数者为阴。《内经》以阳干配腑，阴干配脏，故《脏气法时论》曰：肝主春，足厥阴少阳主治，其日甲乙。心主夏，手少阴太阳主治，其日丙丁。脾主长夏，足太阴阳明主治，其日戊己。肺主秋，手太阴阳明主治，其日庚辛。肾主冬，足少阴太阳主治，其日壬癸。肝病者，愈于丙

---

① 　大挠：传说中黄帝文官，创六十甲子以记日。

丁，加于庚辛，持于壬癸，起于甲乙。心病者，愈于戊己，加于壬癸，持于甲乙，起于丙丁。脾病者，愈于庚辛，加于甲乙，持于丙丁，起于戊己。肺病者，愈于壬癸，加于丙丁，持于戊己，起于庚辛。肾病者，愈于甲乙，甚于戊己，持于庚辛，起于壬癸。

【按】人秉五行之气而生，故与天之五行生死相关，医者不可不知也。

问曰：十干配五行，是空名乎？抑实象乎？答曰：非空名，皆实象也。盖天有五道，各分五色。一曰黄道，居中央，以戊己配之。二曰赤道，居南方，以丙丁配之。三曰白道，居西方，以庚辛配之。四曰黑道，居北方，以壬癸配之。五曰青道，居东方，以甲乙配之。说见《月令疏》引《考灵曜》。盖十二辰者，天之经度，就天大圆之形，画分为十二也。十天干者，天之纬度。纬度分五色，各有内外二界，故就五道剖分为十，而以十干纪之。是以太岁有在甲，在乙，在丙、丁、壬、癸之十位。其位不同，其色亦异，其气亦各别，而阴阳衰旺，从可察矣。

西人天学最精，动谓中国圣人不知天象。然赤道、黄道之说，西人终不能改，但置黑道、白道、青道而不言，又不知黄道属戊己，赤道属丙丁。其纪岁也，但曰耶稣降生几千几百几年，有象数，无气化，与天地人物交关处不相干涉。是西人虚奉天主之名，于天之何以主宰万物，不能发明。何如中国圣人，言天即验于人，言人即验于物，贯三才，赅万类，一言数而象已呈，一言象而气已具，于天之主宰万物者，发挥无遗，非至圣其孰能之。

又曰：天之五纬，有此五色，而万物应之，各有色象。《内经》以配五脏，白当肺，赤当心，青当肝，黄当脾，黑当肾。白当皮，赤当脉，青当筋，黄当肉，黑当骨。青如翠羽者生，如草兹者死。赤如鸡冠者生，如衃血者死。黄如蟹腹者生，如枳实者死。白如豕膏者生，如枯骨者死。黑如乌羽者生，如炲者死。推之药物，青入肝，白入肺，黄入脾，赤入心，黑入肾。无不准此。

问曰：人秉五行五色而生，故中国人皆黄种，阿非利加①人皆黑种，欧洲人皆白种，美洲人②皆赤种。五大洲人只有四种，独无有青种，其故何也？答曰：人为稞虫之长，秉土气而生者也。土畏木克，青色属木，故不能生人。且青方并无片土，全是海水，是大地之土已不能布于青方。人之托土而生者，安得有青哉？故凡人面

① 阿非利加：Africa（非洲）的音译。
② 美洲人：美洲原住居民印第安人。

色青，皆主有病。

问曰：天有十二辰，十二年一周天。又有十干，十年一周天。天干与地支不能整齐，从甲子年起，必行至六十年乃复为甲子。凡此不齐之数，何故使然？答曰：十二辰是从南北极剖分为十二，每一辰分为三十度，子、午、卯、酉多一度，其三百六十四度外有零余，又四分之，故曰四分度之一，总其十二辰，合为三百六十四度零，此大圜之位，天之经度也。岁星每年行尽一辰，必十二年乃行尽十二辰。若乎十干，则本于五纬度。纬度与经度宽窄不同。盖辰谓无星处，出于恒星之外，极天之大圆而无止境皆是。此十二位，乃正圆之体分为十二，是为经度。若乎纬道，是七政循行之路道，斜跨天腰，东西环绕，而成椭圆之形，修削而狭，较经度窄。故太岁之经度在子，须十二年乃复于子位。太岁之纬度在甲，只须十年而已复于甲位。经度正圆而阔，纬度椭圆而狭，不能整齐，以次递差，必六十年，然后岁星乃复于甲子。六十年而立春之日同，一百八十年而立春之时刻同，五百四十年而立春之分秒同，推历法者，名为一元。天干地支之巧合，真能写天地象数，使气化纤毫毕见。西人以耶稣降生之日纪岁，以礼拜之日纪候，不用支干，有象数，无气化。在西人自用其法，未尝不可，奈何中国人不考气化之实，亦欲黜古人而专信西法，不亦悖乎！且西法言天体不动，地球绕日而成昼夜，又云"地轴常指天中之一点"。

【谨按】 西人所谓"天中之一点"，即中国所谓"北极"也。果如西人之说，地球绕日，则上下悬殊，安能常指天中之一点乎。吾邑吕竹如，精中西天算，著有《谈天正议》，辨此甚详。盖地未尝不转，然则如轮自转而不能绕日。西人谓地之南北有轴头如锥。夫既有轴头以为机纽，则有定所，不能绕日上下也。日月五星，西人既以为行星，何以独言日不动？且日之缠度，每日一移，安得谓日独不动！西人既言天中一点不动不应，又言日不动，甚矣！中国圣人早有定论曰：譬如北辰，居其所而众星拱之，以知众星皆动，惟北辰不动。据北辰分十二位，以推步五纬，天地之象可见矣。

问曰：西人不用天干，以零、一、二、三、四、五、六、七、八、九立算，并无差也。今必坚信天干，以为有关气化，究何验乎？答曰：以十干配气运，合脏腑，诊治百病，无一不验，理详《内经》，未易枚举。然就人身之气化验支干，其理尚微，不如举无知之物以验之，则气化显然。燕不识字，而知避戊己，非避其名，避其气也。蝙蝠遇庚申则伏而不出，亦伏其气也。足见支干确有其气之可验，非徒纪数而已。西人历法不用甲乙，而只用一、二、三、四，何如十干纪日，为能气数两全也。

问曰：天干既分为十，何以又有五合？答曰：即《洛书》五位相得而各有合也。以《洛书》之数言之，一为甲，六为己，一六共宗，故甲与己合。二为乙，七为庚，二七同道，故乙与庚合。三为丙，八为辛，三八为朋，故丙与辛合。四为丁，九为壬，四九为友，故丁与壬合。五为戊，十为癸，五十相守，故戊与癸合。然此相合者，皆只以数论也。若夫随天之运以司化育，则因五合而成五运。《内经·五运行大论》曰："丹天之气，经于牛女戊分。黔天之气，经于心尾己分。苍天之气，经于危室柳鬼。素天之气，经于亢氐昴毕。玄天之气，经于张翼娄胃。所谓戊己分者，奎壁角轸，则天地之门户也。"王冰注引《遁甲》，天门在戊亥之间，奎壁之分，地户在辰巳之间，角轸之分，故五运皆起于角轸。甲己之岁戊己，黔天之气经于角轸，角属辰，轸属巳，其岁月建得戊辰、己巳，干皆土，故为土运。乙庚之岁庚辛，素天之气经于角轸，其岁得庚辰、辛巳，干皆金，故为金运。丙辛之岁壬癸，玄天之气经于角轸，其岁得壬辰、癸巳，干皆水，故为水运。丁壬之岁甲乙，苍天之气经于角轸，其岁得甲辰、乙巳，干皆木，故为木运。戊癸之岁丙丁，丹天之气经于角轸，其岁得丙辰、丁巳，干皆火，故为火运。星家有逢辰则化之说，亦出于此。盖十干各有本气，是为五行。若乎五合所合化者，是为五运，言其天之五纬转临于辰巳者，看是何纬道，谓之登天门，主一年之运也。气与运常司天地之门户。戊己在角轸，则甲乙在奎壁，甲、己岁必甲戌、乙亥也，故《素问》曰："土运之下，风气承之。"庚辛在角轸，则丙丁在奎壁，乙、庚岁必丙戌、丁亥也，故《素问》曰："金位之下，火气承之。"壬癸在角轸，则戊己在奎壁，丙、辛岁必戊戌、己亥也，故《素问》曰："水位之下，土气承之。"甲乙在角轸，则庚辛在奎壁，丁、壬岁必庚戌、辛亥也，故《素问》曰："风位之下，金气承之。"丙丁在角轸，则壬癸在奎壁，戊癸岁必壬戌、癸亥也，故《素问》曰："相火之下，水气承之。"亢则害，承乃制，相反所以为功也。

【再按】王冰以戌为天门，辰为地户，非也。辰为阳，戌为阴，天至辰方而升至极高，则当以辰为天门。天至戌方则日入地，又凡戌月以后，天体降下，低入于地。地体至戌月乃渐高起，是戌当为地户。六壬书以亥为天门，巳为地户，皆颠倒矣。今改定辰为天门，戌为地户。

谨将五纬具图如下。（图缺）

上据《内经》《太始天元册》文追写此图，与今之宿度有异。古尧时冬至日缠斗，今之冬至日缠箕，因星有岁差。尧时斗星在丑宫，今则箕星在丑宫。星虽有差，宫位不差，故自尧至今，冬至日仍在丑，可知经纬二度，亘古不易也。

地支

地支十二辰，或谓起于斗柄所指，非也。盖先有十二辰，然后视斗柄所指以为月建，非先有斗柄，乃定十二辰也。若以斗柄起义，则每日斗移一度，周天三百六十五度，划分为四方可也，为八方可也，何必定为十二辰哉？盖创立十二辰之始，因日与月会，每年大约十二会而一周天，虽间有闰月，然闰为闰余，每年十二月乃其常度也。故将三百六十五度划分为十二方，以纪日月会合之舍次，名之曰十二地支。盖天体浑圆，难于分析，惟地有方圆，易于剖判，故就地球六面分为十二支。"支"即古"枝"字，谓如树枝分析也。既分为十二支，譬如一树，南枝向暖，北枝向寒，于是有阴阳之定位焉，有对待之化气焉，有六合之义，有三合之义焉。

何谓阴阳之定位？盖以十二支分为四方，以配《洛书》十数者是也。亥、子、丑配北方一六水位，主冬令。寅、卯、辰配东方三八木位，主春令。巳、午、未配南方二七火位，主夏令。申、酉、戌配西方四九金位主秋令。平分则为十二分，流行则为十二月，而一年四序气化尽矣。惟土无定位，独旺于四季。非有他义，亦以《洛书》之四方各得五数，故在地支之四隅各配中土。四时之季，土各旺一十八日，皆本于《洛书》十数之义也。

后人又有以十二支配《河图》九数者，然与九数之气化位次参差不齐，知《河图》九数与地支各别，不能强相配合。

【守潜按】十二支配九数，别亥六子一丑，六一八合十五也；寅八卯三辰，八三四合十五也，巳四午九未，四九二合十五也；申二酉七戌，二七六合十五也。

《内经》有从四时起义者，春三月为发陈，天地俱生，万物以荣，夜卧早起，以使志生，养生之道也，逆之则伤肝。夏三月为蕃秀，天地气交，万物华实，使志无怒，使气得泻，养长之道也，逆之则伤心。秋三月为容平，天气以息，地气以明，早卧早起，使志安宁，收敛神气，养收之道也，逆之则伤肺。冬三月为闭藏，早卧晚起，去寒就温，无泄皮肤，养藏之道也，逆之则伤肾。四时不相保，与道相失，则未央绝灭。"未央"二字，注家多不解。盖央者，中央土也，《月令》《内经》皆以未月属中央土。《内经》此篇详言四时，但以未央一语总结之，因此篇乃《四气调神大论》专主四时立说，故总结此句，以见土寄于四时之义。后世脉法春弦、夏洪、秋毛、冬石，四季之末和缓不忒，即是土旺四季之义。然《内经·平人气象论》云："四时之脉，皆以胃气为本"，谓脉之带缓象者为有胃气。所谓胃气，即土旺四季之气也。

对待者，两支对冲，合为一气者也。子午合化为少阴热气，卯酉合化为阳明燥气，寅申合化为少阳火气，巳亥合化为厥阴风气，辰戌合化为太阳寒气，丑未合化为太阴湿气。盖十二辰，分之为十二，合之为六。六合之间，化生之气是为间气。间者，隔也，杂也。十二支本相隔，因其对冲则相见。相见则两气杂合，化成一气，谓之间气。虽《内经》只言司天在泉，并无间气之名，然在司天之左右者为左右间气，则知两相正对，合同而化，以司一年之气者，尤间气之大者矣。左右间气，特其副焉者耳。上天下地，谓之两间，人居其间，在气交之中，实秉间隔杂合之气以生。是以人有六气，以生十二经，上应天之十二辰。仲景《伤寒论》专主六气，深知六合交感间气生人之理，故六经括病，为千古不易之法。

问：子水午火，何以化热？答曰：水中之阳，发见于天，与离日相交，则化为热。试观夏月水气上腾，日光下灼，亢热之至，即明验也。又如黑色与赤色相合，

医易通说

即化为紫。紫者，水火之间色也。推之于热，亦是水火之间气。又如咸盐，是海水熬晒而成，即是子水与午火合化为热之物，故多食盐味则发渴。今人以盐生于水，谓其清润。既不知五味五气相反为用，又不知虽生于水，实成于火，不讲间气，不讲试验，岂不谬哉！试观西人以盐精作炸药，可想盐性之热，而子午合化为热之理，亦可概见。然以热为主而仍名少阴者，盖热是从午火之化，所谓本气也；阴是存子水之阴，所谓标气也。人身十二经，皆以脏腑为本，经脉为标。本为气化之根，标为气化之末，皆应地支间气合化之理。

【余按】间气即《内经》所谓气交也。经云："气交之中，人之居也，万物由之。"此之谓也。

卯酉对冲，合化为阳明燥气。盖卯为日出之门，故称阳明。日入于酉，酉为秋金之位，金气刚劲，神名蓐收，收去润泽之气，则草木黄落，是以木当秋令而枯槁，从燥化也。木从金化，从其所不胜也。在人身属胃与大肠。大肠属酉金，人犹能知，惟胃配卯木，人皆不知。盖胃在后天八卦，当配艮土，先天震卦变为后天艮卦。谷入于胃，西医以为全赖胆汁入胃化谷，中医所谓木能疏土，皆是震木变艮土之义。注《伤寒》者混称阳明，以大肠配酉，而不知以胃配卯，因不知胃与胆通耳。今观苍术得土木之间气而能燥胃，即是以胃配卯之义。李东垣补中益气汤因柴胡升胃中清气，亦是此义。胃受水谷，至大肠尽成干粪，即是燥化之实验。

寅申对冲，合化为少阳火气。寅为初春，阳从水底上升，而发于草木，以生花萼。凡花皆是木生之火象也。火与热不同，热是水火相交之气，火是阳从阴出，附木则明之气。申乃西方金水之位，在天为阳气入阴之方。寅乃东方木位，在天为阳由阴出之方。申与寅对冲，合化则阳气由申而入，由寅而出，借木气以发泻，遂化为火。今且就一灯验之，灯炷或棉或草，皆系白色，是属申金之物。油入炷中，象阳气之入于申，炷系棉草，又是属寅木之物，灯火燃于炷头，象阳气之出于寅，此即寅申相合化而为火之一验。又凡树木之有花者，其内皮皆有白膜一道，由白膜通阳气，上树颠乃能开花。树颠属寅，白膜属申，皆是寅申合化为火气之象。故在人身，少阳经配三焦与胆，而根于肾中之命门。三焦者，周身膜隔也，膜色白，属申金，上合于胆，胆色青，属寅木。三焦根于命门，引命门之阳气上附于胆木，则化为火。故《内经》云："少阳之上，火气治之。"

巳亥对冲，合化为厥阴风气。盖亥水之阴，从巳火之阳，遂化为风。巽卦以下一阴从上二阳。西人天学言日行南陆，则风从北来，日行北陆，则风从南来。亥阴从巳阳而化为风，即此义也。亥者，荄也，谓木之根荄，属于北方水位以养根荄。根荄既养，便当发生，故交于巳位。如根荄上升，发生枝叶，以象风气之四散。故巳亥对冲，合化则为厥阴风木也。人身之肝木，生于肾水，配亥以象根荄。心包络是由肝系上连而生，如木之枝叶；包络包心，象叶之承花。肝挟肾水之阴气，上连心包，以阴从阳，有如亥交于巳，化为风气。故《内经》云：“厥阴之上，风气治之。”凡中风病，多入于心包。

辰戌对冲，合化为太阳寒气。盖辰方乃皎日当天之位，故称太阳。戌方乃日入虞渊之所，遂生夜寒。是以辰从戌化而为寒气。西人造冰之法，用玻璃罐一枚，外面安放水银，另将净水煮至极热，倾入罐内，即结成冰。虽全赖水银之冷，然水不煎热，亦不易凝，此可见太阳之热化为寒也。人身有小肠以宣心阳，故曰太阳。小肠之膜通水道，下入膀胱，为寒水之府。以寒济热，阳乃不亢，是以小肠下合膀胱而化为寒气。今人但知人身不可无热气，不知尤必有寒气，乃能济热。故张口呵之则热气出，是上焦太阳之气也。撮口吹之则寒气出，是下焦寒水之气也。冬则皮肤热，太阳卫外也；夏则皮肤冷，寒气济热也。

丑未对冲，合化为太阴湿气。盖未属坤，丑属艮，坤艮皆土也。而未近午兼火气，丑近子兼水气，以火蒸水而后生湿。譬有干腊肉，是属未宫火土之物。遇天将雨，则腊肉回润发湿，是未宫火土得丑宫之水而化湿也。又如干茶叶，其内本含水泽，是丑宫水土之物。遇火烘之则回润，又是丑宫水土得未宫之火而蒸湿也。湿土为万物之母，故称太阴。在人之身，心与肺交之处，有黄油相连，即未土也。《月令》以未月为中央土，汉之中宫名"未央"。《内经》"未央绝灭"，皆指未为中宫，而人之未央，实在心包与肺相交之间，一块黄油即未土也。肺附此油而生，故肺亦配太阴经。此油属未土，下连脾脏，生出腹中之板油、网油，是为丑土。丑未合化为湿，凡润湿之物，无逾膏油者矣。消化饮食，全赖膏油。今人但称脾为湿土，不知湿是何物。吾为指出，即是膏油，然后知太阴所司之气化矣。

【守潜按】据黄庭内景之说，则未央又不在心肺之间，当参。

《内经》六气司天在泉，司天者主春夏，在泉者主秋冬。厥阴在上则少阳在下，少阴在上则阳明在下，太阴在上则太阳在下，少阳在上则厥阴在下，阳明在上则少阴在下，太阳在上则太阴在下。子午之岁上见少阴，丑未之岁上见太阴，寅申之岁上见少阳，卯酉之岁上见阳明，辰戌之岁上见太阳，巳亥之岁上见厥阴。皆言司天之气本于六冲合化也，说详《内经》，兹不具赘。惟在泉，是言在地体之中间，非在地球之底面。譬如午年，午在天顶以司天，则卯酉恰当地体之际，故在泉。盖午与子对，午在天顶则子在地底，其卯酉二位安能翻入地底？故卯酉只在地体之际，是为在泉。此可以潮汐明之。凡海潮，子午来则卯酉退，寅申来则巳亥退。潮汐随月，月在泉则潮来，月离于泉则潮退。一日两潮，即两辰对冲使然也。

　　地支六合者，日躔与月建相合也。如正月建寅，日月会于亥，十月建亥，日月会于寅，故寅与亥合。余仿此。日躔右转，月建左旋，顺逆相值，故为六合。日月与斗建，为气运之主宰，故其所合能化气以司令。盖日月所会者，天左旋之方位也；斗柄所指者，地右转之方位也。斗建与日躔合，即是地与天相合，所以能司气化也。自来皆以子丑合土，寅亥合木，卯戌合火，辰酉合金，巳申合水，午未合火。是五行惟火独有二，于义不符。后人改为午未合日月，以午配日，以未配月，用符七政之数。谓六合者，合于天七政之位。子丑上合土星之位，寅亥上合木星之位，卯戌上合火星之位，辰酉上合金星之位，巳申上合水星之位，午未上合日月之位。然午未之位最高，月轮最低，安得与日同合于最高之位？子丑最下，当考七政行度，土星最高，不应合于子丑之下位；木星亦在日之上，不应合于寅亥，而反在日下；是则六合不可以配七政。有求其故而不得者，遂诋六合无凭，抑亦妄矣。余尝考究"图""书"，揆则仪、象，而知六冲、三合，是就地体平面划分为十二，则方隅异位，气亦异焉。至于六合，是就天体椭圆之形，自下而上，层累剖分，以为六合也。平面剖分，则土无定位，寄旺四隅；圆形竖剖，则地当在下，天当在顶，土仍不得列为定位。日月在天，亦不得专配午未。盖天在顶上，于《洛书》当配中五；地在底下，于《洛书》当配中十。是午未合天，子丑合地，乃贯四气而为之主者也。除去子、丑、午、未，然后以木、火、水、金配之，则气象始确。木附于地，子丑既合地，则附子丑之寅亥二辰，应合化而配木。有如寅月草木花，亥月草木亦花，名小阳春，即是寅亥合木之验。木上生火，附于寅亥之卯戌二辰，则合化为火。卯为日出之方，戌为日入之方，卯月始雷，戌时焚膏继晷①，离火继明，即是卯戌合火之验。由地生木，由木生火，此三者自下而生上者也。天者，乾阳金精之气也。午未既合天，附于午未之巳申二辰。承天之气，当化为金。旧说巳申合水，然巳月无水

---

① 焚膏继晷：膏，指油脂，灯烛；晷，指日光。戌为下午七时至九时，言点灯以继日光。

可验，且与自上生下之义不合，今改作巳申合金。试观申月立秋，农乃登谷；巳月盛夏，麦亦称秋。夏枯草生于亥月，是秉寅亥合木之气也；死于巳月，是感巳申合金之气也。黄河以南，岁获两次，麦、荞、蚕豆、芥菜、罂粟皆以十月种，至次年巳月收，为上季。巳虽夏月，俨然秋金告成之象，是为巳申合金之验。金下生水，辰酉之附于巳申者，当合化为水。旧说辰酉合金，然酉是巳定之金位，非化气也；辰月更无金气可验。

【余按】辰属三月，酉属八月。古人以清明改水，八月观潮，足见辰酉二月，盛德在水。故诗曰："寒食清明都过了，石泉槐火一时新""春水浪高三月渡"，皆言辰月水旺；酉月值参星，秋汛尤多，故当改作辰酉合水。由天生金，由金生水，此三者乃自上而生下者也。天居于上，地居于下，水火二气交于两大之中。盖先天八卦，水火居中，此六合化气，亦以水火居中。乾坤之功用寄于坎离，万物之化生不外水火。今人以午为天顶，然天极热时必在未月。盖天顶与地心正对之时乃极热，必五六月午未之交，恰与子丑合地处两相正对，天乃极热，是天体偏未故也。丑月极寒，是地体偏丑故也。上天下地，即是天五与地十正对。午未属天，五亦可配阳土，《月令》名为中央土，主于生长万物；子丑属地，十亦可配阴土，《月令》所谓"土返其宅"，主于终成万物。以午未配《洛书》之天五，而土寄旺于此间，所以土能生金也。以子丑配《洛书》之地十，而土寄旺于此间，所以土能生木也。此说古本所无，然考之天象，合于《洛书》，于义尚通。

问曰：以午未合配天五，以子丑合配地十，与前所言《洛书》中央之位，殊有不合？答曰：此不过纵横之别耳。譬有一瓜，纵剖之为十二分，则以瓜心为中；若横切则以瓜蒂为中也。

具图如下。（图6）

```
            天
      午          未
   巳      金          申
   辰      水          酉
   卯      火          戌
   寅      木          亥
      丑          子
            地
```

图6　先天八卦六合位置图

六合之理，可配先天八卦。午未在上，配先天乾卦，天位于上也。丑子在下，配先天坤卦，地位于下也。卯戌配离火，然以卯为主，先天之离在正东也。辰酉配坎水，然以酉为主，先天之坎在正西也。金附于天而生水，配先天之巽兑二卦；木附于地而生火，配先天之震艮二卦。然木之根在亥，而实成于寅，故论木当以寅为主。金之根在巳，而实成于申，故论金当以申为主。金木异其位，水火交于中。人在气交之中，皆秉水火之气而生，故道家炼长生，不过坎离交媾而已耳。

【再按】星辰之运，始则见于辰，终则伏于戌。自辰至戌，正于午而中于未。故《尧典》言："日永星火，以正仲夏。"是以午为正也。《月令》于季夏未月乃曰："昏火中。"《左传》曰："火星中而寒暑退。"《诗》曰："定之方中。"亦皆以未为中。盖以天干之纬道言，则辰巳间为黄道之中；以地支之经度言，则午未相会之处为天顶之中。经度起于南北极，午未合处南极也，子丑合处北极也。

地支三合，仍配《洛书》四方，故皆以四正为主，而四隅之支，只从四正以立局。木生于亥，壮于卯，死于未，故亥卯未会木局。火生于寅，壮于午，死于戌，故寅午戌会火局。金生于巳，壮于酉，死于丑，故巳酉丑会金局。水生于申，壮于子，死于辰，故申子辰会水局。后世衍为长生、帝旺、墓库之说，并添土之长生、帝旺、墓库，以足成五行之局，而不知四局之墓皆在四季，即皆归于土。可知土旺四季无定位也。《史记·货殖传》：水毁、木饥、火旱、金穰，亦不言土，足见土寄旺而无定局。故《内经》言岁气会同，亦只有四局。《六微旨大论》云："甲子之岁，初之气，天数始于水下一刻，谓子初初刻，为冬至。乙丑之岁，天数始于二十六刻，谓卯初初刻。丙寅之岁，天数始于五十一刻，谓午初初刻。丁卯之岁，天数始于七十六刻，谓酉初初刻。戊辰之岁，天数复始于一刻，亦以子初为冬至节。申岁亦然，余仿此。"故申子辰岁气会同，巳酉丑岁气会同，寅午戌岁气会同，亥卯未岁气会同。终而复始，所谓一纪。另详余《内经本义》。

花甲

六十花甲，因天干之纬道，与地支之经道狭广不同，岁星循行五纬，旁行斜上，与经度参差不齐，故从甲子起，必六十年乃复为甲子。《内经》云："上下相临，阴阳相错，而变由生焉。"应天之气，五岁而右迁；应地之气，六期而环会。五六相合，凡六十岁为一周，不及太过，斯皆见矣。盖以十二辰所主之六气，在上司天；以十干所合之五运，在下运行。十干与十二辰相错，于是乎五运与六气有相生相克。风木司天而遇木运，火气司天而遇火运，湿土司天而遇土运，燥金司天而遇金运，寒水司天而遇水运，是为太过。如木运之岁而遇燥金司天，则木受克制，是为不及。余仿此。六气与五运不相胜负，是为平和。推之六十花甲之气运，以制病药之宜忌，详余所注《内经本义》。陈修园谓五运六气与人病多不相验，然《内经》论理甚精，取证亦确，但人之强弱各异，五方不同，未可执一以论。若谓气运不如此，盍即《内经》所言各物盛衰之变以考验之哉。

支干之义，大约如是。后人衍《易》，又有爻辰纳甲之说，于义未确。又以六十花甲配《河》《洛》之数，皆不确实。或谓《河图》以九为数，花甲九周，其五百四十年为一大元，故推元运者必以花甲配《河图》。不知花甲只以纪年，《河图》九数只以纪运，是《河图》九数为经，而花甲又为纬。若以花甲强配之，则不合也。

医易通说　下卷

（清）唐容川　著

后天八卦

《河》《洛》二数，流行于大造匡廓之中，遂将先天八卦之气，变为后天八卦之运。（图7）

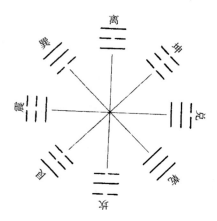

图7　后天八卦图

《易》曰："帝出乎震，齐乎巽，相见乎离，致役乎坤，悦言乎兑。战乎乾，劳乎坎，成言乎艮。"此后天八卦之运也。盖先天八卦，虽各有气，犹未成形。一自天旋地转，经纬互交，运之所至，气斯变焉。先天八卦之方位，遂变为后天八卦之方位矣。

【守潜按】四正之卦，各变其中爻，则乾为离，坤为坎，离为乾，坎为坤；四隅之卦错之，又变其中爻，则震为艮，巽为兑，艮为震，兑为巽。（图8）

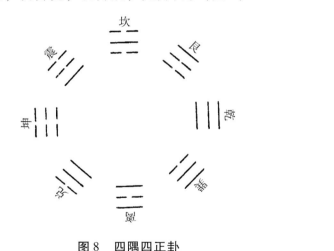

图8 四隅四正卦

四隅四正之卦既变讫，于是以长子代父，乾退于西北，震在东而木运行焉；以少女代母，坤退于西南，兑处西而金运行焉。诸家有云长女代母者，不知女未嫁始代母也。

后天八卦，坎水在北，离火在南，震木在东，兑金在西，合于《洛书》四方之位。其四隅，乾在西北，坤在西南，巽在东南，艮在东北。后人以为折取四方之数补而成之。然考《洛书》四方之数，乃天与地一步一行，各有五步，以成五行，安得任人折算找补成卦哉！盖八卦之义与五行原有不同，无容牵强。

有以后天八卦配《河图》九数者：一白坎、二黑坤、三碧震、四绿巽、五黄中、六白乾、七赤兑、八白艮、九紫离，方位恰合，以时令气数考之，皆无差忒，惟中五无卦配合。盖中五即太极也。先天以前，为浑然无形之太极；后天以后，为昭然有象之中五。故《洪范》曰"五皇极"。"皇"即"太"字之义。《青囊经》曰"中五立极"。虽出术士之说，而其理确然可据。

问曰：同是八卦，何从分先天、后天？答曰：先天、后天，不过言造物先后之序耳。有如人身胚胎，是为人身之先天。及其成形，是为人身之后天。人之先天，在母腹中，以脐通呼吸。人之后天，出母腹中，以鼻通呼吸。先天后天，体用不同，卦之有先后天，亦犹是也。故先天为体，后天为用。先天八卦主气，后天八卦主运，各有不同。

问曰：先天八卦变为后天八卦，如何变法，必有实气实象，不得徒举空名，能将事物一一指出否？答曰：善哉问也。使无实在证据，则圣人立卦，几同虚设。不知圣人真洞悉造化也。今且就已所见，详列于下。

先天坎卦☵在西方，变为后天兑卦☱，仍居西方，于五行属金，于气为露泽。草上露珠，必生于日入之时。试从日入看稻苗，见其根下引水珠上颠，则结为露，可验坎水变为露泽之象。盖日入则阳入于水，坎下之阴变而为阳，阳蒸于下，阴腾于上，遂生露泽。及天将明，日光犹在水中，故露更盛，至日出则露晞矣。即云上于天而为雨，亦是阳蒸于下，泽自上生。有云出不降雨者，则以云未到冷际，不合兑卦阴爻在上之象，故不化雨。问曰：何谓冷际？答曰：西洋天学以去地最高则纯是冷际。人身下焦之气上出于口，化为泽液。盖上焦肺金，即人身之冷际。下焦阳气上出遇阴，而化为津液，是人身之兑泽也。

先天离卦☲，变为后天震卦☳。盖离火即电也。电先发而雷后应，是离变为震之明验。所以成震之故，因阴水加于阳火之上，搏击而成。试观有电无雨，断不成雷，以电火不遇阴水，不相搏击也。但有雷声，无不有雨，盖电火之阳，遇阴水加之，相搏成雷。所以离之上爻变阴，即为震卦。先天之离位在东方，以东方为日所出，日即离火之精也。而后天之水皆归于东方，是水阴加于离阳之上，变为震卦。故东方海水潮沸震荡，阳气在水下鼓动不休。江河之水无潮，以江河未加离位，其下无阳气鼓动，是以不潮。惟东方坎来就火，离变为震，阳在下而上腾，乃发为潮。此气发于万物，则为生气。蠢然而动，即是"帝出乎震"之气，东方所以主春也。人身胆木，是阴中之阳，实配震卦。凡人郁冒、振战、冲逆诸病，亦是人身之震气。

先天坤卦☷，变为后天坎卦☵。因坤体纯阴，凝而不流，土返其宅，水归其壑，故在月令，坤当十月，纯阴用事，固阴冱寒①，地下之水泉尽皆涸竭，必得阳气蒸之，然后冻化，水泉乃出。先天坤位正当北方，曰幽都，坤之黑色也。坤初爻曰：履霜坚冰，阴始凝也。北方有冰海，则全是坤纯阴之气所凝。冰得日光而化，是为纯阴中得一阳，遂化为水。遍地球之水，所以流而不冰者，以地心纯是热汁，故能化水，是即坤变为坎之义。地心热汁，出于泰西地学，考验得实，与《易》义合。

【再按】人身，坤为脾土，主膏油。坎为肾水，主水精。脾之膏油渗水入肾，则化为溺。五谷之液入肾化精，即人身之坤化为坎也。

先天乾卦☰，变为后天离卦☲。盖乾阳乃周天之空气，纯是轻清，并非火热。西洋天学家言，去地一千六

---

① 固阴冱寒：语出《左传·昭公四年》，谓天气严寒，积冻不开。冱：冻结。

百丈，则上面纯是冷际。又谓冷际之上，乃为热际。夫冷际者，西人乘气球已到之际也。至于冷际上复有热际，则西人想象之词，并未曾到。揆之于理，实属无凭。惟《易·系辞》云："乾为天，为寒，为冰。"可知乾天纯是冷际。虽圣人亦未身到，然以气推之，地本阴而含阳热，则知天本阳而纯阴冷也。且此冷际，乃生发阳光之际，所以言天，只可言阳气、阳光，而断不可言阳热。盖此阳光，散而不聚，必得日质以凝之，则六合之光，皆聚于日。是日光属阳，日质属阴。凡有体者皆阴也。西人远镜窥日，见有黑斑，便是察见阴体之验。日在天中，为乾中得阴，合于离卦之象。然有光无热，是以天空仍是冷际。必日光下交于地，而后生热。地在南方，正当天顶，先天之乾，位在南方，故天顶为阳光所聚，得南方地球之阴体，承受其光，遂成离火。是以在天则赤道在南，在地则火位在南。西人默瓦南，寻得南极之火地，今称澳洲，真属正离之位矣。地球聚天阳而成火，故地心尤热。天阳是离上一卦，地热是离下一卦，天之光合于地之热，则"明两作离"，是为火矣。此先天乾卦变为后天之离之义。或疑阳光不热之说无据。然试金、银、铜、铁有光，宝石、玻璃有光，皆冷而不热，且皆无火也。以物触击之，则发而为火。是阳光遇阴质触之乃为火，即乾阳得阴乃变离之一验。人身心属火，全赖肾水交心，以养此火，亦是阳中得阴，然后合成离卦。

先天兑卦☱，变为后天巽卦☴。盖巽为风，风气之生，轻微闪灼，见于禾苗之末。当日光初出时，人从旁而斜视之，则见禾苗末有此闪闪灼灼之气，往上升发。故《易》曰"地风升"，谓风从地土升出，即宋玉《风赋》"起于青𬞟之末"也。此风之起，多在日出时，因日出则露泽之阴下降于地，而地中之阳应之以起，遂上升于天。《庄子》名为"野马"，生物之以息相吹者也①。凡是草木皆秉风气，草木伸长，便是风气上升之验。《管子》云："泽下尺伸上。"尺谓泽下润其根至于一尺，其上之苗茎遂伸长一尺，足见泽下则风上，而兑变为巽，义可窥矣。人身之呼吸象风，必肺中泽液下调，而后呼吸静息，亦是兑变为巽也。道家调息之功，只是调肝肺，以兑泽化其巽风而已。

先天巽卦☴，变为后天坤卦☷。《尔雅》云："风而雨土为霾。"是其验也。《庄子》以风为野马尘埃；西洋天学言树枝不动亦有微风，一刻行六里。称野马者，言其行也。日光照隙，但见光线中无数尘埃，回旋飞舞，

---

① 生物之以息相吹者也：出自《庄子·逍遥游》中的"野马也，尘埃也，生物之以息相吹也"。成玄英疏："此言青春之时，阳气发动，遥望薮泽之中，犹如奔马，故谓之野马也。"

此即风所生之土气，由微至著，集埃成土，特人不觉耳。草木树叶感风而生，零落则腐化为土，皆是巽变为坤之义。西洋地学，言天之空气，最能侵蚀各物，无论木石铜铁等件，皆能逐渐剥落，空气愈湿则侵蚀愈甚。

【按】湿即土气，风之化湿，即是化土之先兆。及至各物剥，皆化为有形之土矣。人身肝木配巽卦，主周身之膜；脾土配坤卦，主周身之膏油。膜上生膏油，即是巽变为坤之形。

先天震卦☳，变为后天艮卦☶。西洋地学言改变地势，由地中有火力奋发突起，或于水面突出岛屿，或地震时凹然地下，凸然高起，此皆震变为艮之象。又云火山常有轰声，山顶破裂，喷出稀汁，冷则凝结成石，此尤震变为艮之显著者。中国各山，虽未见涨突之迹，然必地下有气奋起，乃能高出。人身胆配震木，胃配艮土。西医言胆汁入胃化谷，中医言木能疏土。李东垣补中益气汤用柴胡、升麻，达木气以扶中土，皆合震变为艮之旨。

先天艮卦☶，变为后天乾卦☰。艮为山，山顶出云气，放霞光，皆山气变为天气。乾天纯阳，艮则上一阳而下二阴，必得日光照射，将山下之阴变而为阳，然后能出云气，放霞光。艮之变乾，其理可微会矣。先天艮卦方位在戌，古之昆仑，今之乌拉岭，实在戌方，以应先天艮卦，乃地之脑顶也。其山最高，其地气自与天相接。天左旋至戌方，则入于地下。天之就地在此，地之近天亦在此。天空纯是冷气，山之最高者，其气最冷。山生冷气，即是艮气变为乾气。昆仑、乌拉岭寒气较重，可为艮气变乾之一验。乾又属金，五金之矿生于山中，皆是石体，即艮体也。以火炼之，然后成金，是将艮体下二爻之阴，变为纯阳，遂成乾金，此尤艮变为乾之实事。在人身以脑为乾，以胃配艮。西人言脑筋多系于胃，中医言胃络上通于脑。又人身之背亦配艮卦，太阳经由背上脑顶，是艮变为乾之通路。

问曰：吾子所论先后天变化之理，凡阴爻变阳皆主日言，阳爻变阴皆主水言。又谓天顶纯是冷际，地心纯是热汁，与乾卦纯阳、坤卦纯阴不合，何也？答曰：此西人所谓爱力、吸力、摄力也。乾天纯阳，而地之阴气皆为所摄，故天上纯冷；坤地纯阴，而天之阳气皆为所摄，故地心纯热。此《易》所谓"天地交泰"也。惟其天地交泰，所以化生人物。天地之功用寄于坎离。日者，离之精。水者，坎之气。化生人物，全赖水火。盖乾南坤北，一交而变为坎离，所以后天功用，全在水火。人身心配离火，肾配坎水。医家所重者，水火相加而会于中土。人秉土气以生，故医重坤土。道家所重者，取坎填离而变为纯乾。道以天仙为上，故炼取纯乾。

先天卦变为后天卦，即一草一木亦有可验。试举数端为格致者实征之：荷藕中空，即离象也，生出莲叶，其形仰盂，即是先天之离变为后天之震；开花色红内虚，又是象先天之离，生出莲蓬，又是仰盂，象后天之震。至于莲子，外白肉，内青心，亦象离中虚，又将来生莲叶之先天也。然莲子非入水不能生叶，盖离之上爻必变为阴乃成震卦。水者，阴也，莲子入水，是离体之上加以阴爻，遂变为震卦矣。炮铳声响远，即震象也，然必先发火而后能轰击，是皆震响居后，离火居先。问曰：火发即铳响，是响即离阳所发，何以卦体必离上之爻变而为阴，然后为震卦哉？答曰：响是冲击空气而响，炮内膛离火发作，一出炮口，遇空中冷气，则离上阳爻遇阴而变为震卦。水银能变为真银，水银属先天坎卦，变为真银，即是先天坎水变为后天兑金。铜色多赤，属兑金七赤之色，然铜矿初出土未熔炼时，多带绿色。绿者，四绿之色也。先天兑卦，位本在四绿方。以铜论之，矿属先天，故带四绿之色。铜属后天，故变成七赤之色。柑、橙、橘、柚亦含兑泽之气，初绿后红，有如绿矿转为红铜之义。造柚皮糖法，用淘米水泡至明软，绿色变黄，次换水，以铜钱、白矾煮之，则还为绿色，再拌糖晒干。柚秉先天兑泽甘润之气，先天兑卦在四绿方，故皮色绿。业经泡去其色，用铜钱、白矾煮还其绿，是先天兑金返归四绿之位也。甘蔗有青、红二色，天下之蔗皆青，惟四川出红蔗更甘润，因四川在西，得七赤之气。至闽广之青蔗，又较别省为盛，以闽广位在东南，得先天兑气，故亦有甘泽，然终不敌川中赤蔗。因东南先天兑卦，已变为后天巽木，故色青，不纯甘。四川赤蔗纯得兑泽，兼含先天坎水之气，故色赤液多为更佳也。草木禽兽，秉先后天卦气者不一而足，愿同学者引伸触类。

八卦方位

后天八卦，分为八方，风气既殊，物产亦异，皆随卦气为区别也。巽卦在东南分野，当湖北、江西、广东、琼州、广西、西贡、越南等处。巽为风，主春温之气。湖北蕲州当巽之下爻，风气柔和，温而不烈，故产蕲艾，又产蕲蛇，为治风妙药。蛇在十二辰属巳，巳在巽位，故巽之分野多产蛇。蕲蛇、蕲艾独得风气之和，故善治风。又产绿毛龟，应巽四绿之色。何以绿色，独见于龟？因龟与蛇相配，蕲蛇出巽宫而反带乾六之白花，故龟本属北方之物，出于巽宫亦反带巽四之绿色。此本卦与对宫之卦相错而生，所谓间气也。以一龟之体论之，龟身属阴，其毛属阳，阴伏于下，阳生于上，合于巽卦，故生绿毛。地龟不产巽方，腹背皆阴，故无绿毛。有造绿毛龟法，用生姜汁涂龟背，则生绿毛，以其阳加阴上，阴伏阳生，合于巽卦，遂生绿毛，益知蕲龟绿毛之故。广东、广西、琼州等处，值巽之中爻，其蛇尤多，又产蚺蛇，并产绿毛鹦鹉。西贡、越南，值巽之上爻，其蛇更毒，产孔雀食蛇，毛色纯绿，与绿毛龟同得四绿之色。龟属阴，故应下爻；雀属阳，故应上爻。又出肉桂，是极温之药。蕲州值巽之初爻，故艾性柔和。越南值巽之上爻，故桂刚烈。问曰：巽是四绿之方，自出绿色之禽介。乃陇西、云南，地在西南坤方，亦产绿毛鹦鹉，其故何也？答曰：先天巽卦本在西南，故西南亦出绿色之禽。其嘴初黑，应本方二黑坤之色。老则变红，因鹦鹉得先天巽气独多；仅一嘴黑，是得后天坤气极少；老则巽气愈盛，克尽坤土之色而生出离火，嘴遂变红。离火主智，主言语，故必红嘴，乃能人言。人在万物中，是秉坤土之气所生，故禽兽之秉坤气者，往往能人言。猩猩象人亦能人言。云南、四川，地当二黑坤位，产秦吉了鸟，色黑，耳嘴黄，纯得坤气，故能人言，较鹦鹉尤巧。鸲鹆①色黑嘴黄，亦能人言。鸲鹆不逾济，逾济则犯震位，土受木克，故不逾也。百舌鸟色黑，剪圆其舌，能学人言。黄鸦色黄，头黑，亦

---

① 鸲鹆：qú yù，同"鸲鹆"。《说文》段注："今之八哥也。"

有能人言，皆秉二黑坤土之气也。然山西、顺天、辽东等处，亦出黑色之禽兽，如玄狐、猛鼠、黑貂、黑驴，独不能人言，此又何说？盖北方秉水之黑色，配《洛书》应天之黑道，与四川、云贵配坤土者不同，故狐、鼠、貂、驴虽黑色，皆不能人言。

本此意以辨药性：人参秉北方坎水之阳而补气。朱砂秉南方离火之阴而补血。阳起石生于泰山，秉三碧震气，故能上升。枫、柿色赤，秉七赤兑泽，故有膏泽，产于正西，山、陕等处者佳。地黄色正黄，产于河南中州，秉中央土之正色，蒸晒则变为黑色，是转为坤二之黑色也。人身脾为太阴坤土，故地黄为补阴要药。凡辨药能详卦气，则更深远。

八卦取象

八卦之象，无物不赅。先天八卦，本象天、地、雷、风、水、火、山、泽。后天八卦又象父、母、男、女。孔子以其说未尽，更加推广。曰：乾为玉、为金，坤为布、为釜，震为元黄、为蒡，巽为绳直、为工，坎为沟渎、为隐伏，离为甲胄、为戈兵，艮为路径、为门阙，兑为巫、为口舌云云，义类备矣。《九家注》① 又以乾为衣、为直，坤为囊、为裳，震为鼓、为鹄，巽为杨、为鹳，坎为蒺藜，离为牝牛，艮为鼻，兑为颊云云。《来注》② 又以乾为旋、为顶，坤为户、为敦，震为筐、为跻，巽为茅、为后，坎为沫、为垅，离为苦、为朱，艮为握、为尾，兑为笑、为眵云云。《孟氏遗象》更推广至数千百事，八卦之象，庶几大备。然此皆中国自古所有之事物。近出泰西新学，分门别类，无奇不有，几疑中国古人皆所不知。乃细按其理，仍不出《易》义之外。今仿《遗象》衍之曰："乾为机器、为算学，坤为力学、为重学，坎为水学，离为光学、为化学，震为电学、为炮学，巽为气学，兑为汽学，艮为矿学。"盖机器法天，旋转迅速，较人力百倍，本乾行之健。天有经纬度分，为算数之根源，故算法以天元为最。坤象地，厚重载物，以顺承天，借重力为机器之用，故重力法坤。坎为水学，本卦即水也。离为光学，本卦即光明也；又为化学，《易》所谓相见乎离，万物皆相见，南方之卦也。震为电学，电即震之气，发电报必击机，燃电灯必搓札，皆应震动之义；又为炮学，发

① 《九家注》：《九家周易集注》，魏晋时人编集汉魏荀爽、京房、马融、郊玄等九家易说而成。原书已佚。
② 《来注》：明·来知德《周易集注》。

火即炮响，如电而后雷。炮以水雷、地雷为最烈，因震卦下一阳而上二阴，地下水中皆阴掩其阳，故一发更烈。巽为气学，氢气、氧气、氮气、碳气，皆天地之空气，有象乎风，故属巽卦。兑为汽学，凡汽机必用锅炉，以火煎之，象坎卦下爻变阳而气上出，遂为兑泽；且气管传到冷水柜，则仍化为水，是即露泽下降之义。艮为矿学，先天艮卦变为乾卦。乾，金也；艮，石也。矿石变为金，是其理矣。西学各门中有分子目，所谓八卦相错，爻位各殊，而生出事事物物，会心人自当领取，非笔楮所能罄也。

人身八卦

以八卦配人身：乾为首，坤为腹，震为足，巽为股，坎为耳，离为目，艮为手，兑为口。《易·系辞》此章"近取诸身"，实吾《医易通说》之根源。能将此章发明，则医道思过半矣。

乾，天也，阳也。首居上法天，鼻通呼吸以受生气，人之与天相通，全在于鼻。凡植物之头皆在下，本地亲下也。动物之头皆在上，本天亲上也。三阳经皆聚于头，故头面独不畏寒。头上之发全属太阳经，太阳象天，全包人身，而头上发际有如天顶。仲景《伤寒论》太阳病，先言脉浮，以见太阳如天，包于身外也。次言头痛，以见头为太阳所总司。用药升散，皆是乾为首之义。坤为腹，三阴经皆会于腹也。腹非指大小肠，乃指腹中油网，西医名为腹统膜。在腹内为油网，生连于外，包筋连皮为肌肉，属于脾土。脾旺则膏油与肌肉无不肥厚。乾为首而统皮毛，坤为腹而主肌肉，二者相连，如地配天。观仲景桂枝汤解肌，必用大枣、甘草，并食热粥，填补腹中之膜油，益知肌肉是由腹外达矣。震卦一阳在下，人身阳气自下而生，故是象震。人生三焦主少阳，乃肾水中之阳，发于命门。命门之膜，下为丹田气海，又下生筋，直抵足跟。下焦阳旺，其足乃温。仲景少阴经证，下利清谷，手足厥冷者，用四逆汤、白通汤，皆以附子为主，以生足下之阳。白通加猪胆汁人尿汤，尤合震卦二阴在上一阳在下之旨。震阳在人身即魂气也。黄坤载天魂汤，温养下焦，亦颇有理。巽卦阴生于下，阳应于上，配厥阴肝经，主血脉。脉中之膜，生出周身之膜。膜生筋，筋之大者下行于股。凡股胫焦削肿痛，皆属肝经。肝主血脉，股内尤属血分。坎水配肾，肾开窍于耳。耳之中心有薄翳一层，包裹阳气，为听宫。耳窍外通，与空气相接，外边有声响，击动空气，则耳内薄翳应之，故能辨音。耳外空而内含阳气，是坎之中满之象。若耳内薄翳戳破，则一点阳气外散，坎之中爻见夺，不能辨声音矣。气虚耳鸣，则宜补肾，以复坎中之爻。然中爻之阳，又赖两爻之阴以封蛰之。设阴虚阳动，亦能耳鸣，宜滋肾阴。至于少阳经风火壅塞耳鸣者，是火扰其阴，不能成坎卦外阴内阳之象，须清火以还其阴爻，则耳自清切。离卦配心火，心中之神，昼出于目则醒，夜归于心则寐。神随天日以为昼夜，而目随醒睡以司光暗。眸子内阴而阳光外发，合于离体。眼科多主退火，是抑离阳之太过也。然亦有阳光不足，不能远视者。目闭则离火内敛不用。若睡中多梦，是目不用于外，而反用于内，皆离火妄动，心神不安之故。艮为手，艮与震对观，震阳在下故配足，艮阳在上故配手。震阳是地下有雷声，一阳来复之阳也，故属下焦而主足。艮阳是春阳出于地以发生万物，冒土而出之阳也，故属胃经，乃胆中清阳上升，入胃处达于手。小儿胃中有食积则手心热，亦是一验。兑上缺，象口，兑金属肺。肺气出于口。兑为泽，主津液，如天之露泽。口之为用，全在津液。时方甘露饮，治口干舌燥，是益兑上爻之阴也。霍乱口干，理中汤加人参、花粉，则合于兑卦之全体。虽《内经》、仲景书未尝及《易》，然《易》通医，此章即是明文。其余"为心病、为耳痛"①"勿药有喜"②"艮其背"③"臀无肤"④，皆通于医。在圣人借医明《易》，而余则因《易》知医。本此意以读书，或亦一隅之助耳。

重卦

问曰：八卦既定，又必重为六十四卦，何也？

答曰：造化之气机，交加参杂，生出事事物物，是以错综变互成六十四卦，非圣人强重叠也。《系辞》云："阴阳相摩，八卦相荡。"有如亢阳遇雨，即坎加于离，重为水火既济之卦也；有如雷发雨降，云散天晴，震阳上升，坎水下流，即重为雷水解之卦也；若震在下，坎在上，震气方腾，雨水未下，阴云弥布，为水雷屯卦。屯即云气上腾之义，必雷发雨降，然后能解。观此气机，便知阴阳参互，卦体重叠，乃克神其变化。重卦之理，《易》有明文，说易家类能言之，兹不具赘。

问曰：八卦荡摩，气化相杂，和合二化，变生万物，是以重叠，以成六十四卦，理固然矣。至于八卦之本体，三爻已足，乃必复重三爻，而并不改名色，仍为

---

① "为心病、为耳痛"：见于《易·说卦》。
② "勿药有喜"：见于《易·无妄》。
③ "艮其背"：见于《易·艮》。
④ "臀无肤"：见于《易·夬》《易·姤》等。

本卦，其故何也？

答曰：《说卦》云，"立天之道，曰阴与阳。立地之道，曰柔与刚。立人之道，曰仁与义。兼三才而两之，故易六画而成卦。"是以八卦之本体，亦须重为六爻，然后完全。试举物象显证之。乾为天，而天有六合，地球上面之天，乾之上一卦也，地球下面之天，乾之下一卦也。坤为地，而地分六面，地球有东半球、西半球，实则上下两面，合于坤之上下两卦而已。坎为水，在天为雨，即坎上之一卦，在地为泉，即坎下之一卦。雨不降则泉不发，上下相资而后水源滚滚也。离为火，在天为日，在地为火，互相资生，故曰重离继照。震为雷，收声在地，发声在天。巽为风，西洋天学有冷带吹往热带之风，有热带吹往冷带之风。艮为山，面日山阳，背日山阴。兑为泽，有自下上升之露泽，有自上降下之露泽。所以八卦必自为重叠，而其义始备。

六子

乾称父，坤称母，而生六子之卦。《易》曰："震一索而得男，故谓之长男。巽一索而得女，故谓之长女。坎再索而得男，故谓之中男。离再索而得女，故谓之中女。艮三索而得男，故谓之少男。兑三索而得女，故谓之少女。"旧说云：索者，阴阳相求也。阳先求阴，则阳入阴中而得男。阴先求阳，则阴入阳中而得女。三男本坤体，各得乾之一阳而成男，阳根于阴也。三女本乾体，各得坤之一阴而成女，阴根于阳也。此与西洋天学互相吸摄，有一往一来之异。然往而不来非索，来而不往亦非索也。是二说异而实同。

天地定位以后，乾坤之功用全在六子。《说卦》云："神也者，妙万物而为言者也。水火相逮，雷风不相悖。山泽通气，然后能变化既成万物也。" 此章单言"六子"，重之曰神，则真神妙莫测矣。

男祖鉴曰："六子"之说不过以阴阳言，非有形之男女也。然禽兽、人物，凡有血气者，皆应卦气而各有男女。至于人之男女，尤符卦气。《内经·上古天真论》曰："女子七岁更齿，二七而天癸至，三七而真牙生，四七体壮盛，五七始衰，七七天癸竭，地道不通。男子八岁更齿，二八而天癸至，肾气盛，三八真牙生，四八满壮，五八始衰，八八天癸竭。"男起八数，女起七数，注家皆无确解。不知天癸未至时，皆少男少女也，实应艮、兑二卦。故男女皆从此二卦起数。兑在《河图》配七数，故女子之数起于七。二七一十四岁，是为少女。七岁更齿，应兑之下一卦也。二七天癸至，应兑之上一卦也。天癸气在脑内，以象兑卦阴爻在上。天癸既至，则阴气下交于心，任脉始通，月事乃下，是兑变为离。

自十四岁至四七二十八岁，名为中女。三七二十一岁真牙生，应离之下一卦。四七二十八岁身盛壮，应离之上一卦。自二十八岁至四十二岁，阴血全归于阴，则离变为巽，是为长女。四十二岁以后，阴血渐衰，至七七四十九岁，则巽变为乾，女血尽矣。艮在《河图》配八数，故少男之数起于八。八岁至十六岁为少男，应艮卦在头，故下无肾精。八岁更齿，应艮之下一卦也。二八而天癸至，应艮之上一卦也。十六岁后，天癸既至，则艮上之爻入于中爻，遂成坎卦。是少男变为中男，故肾气盛，精溢泻。三八二十四岁真牙生，应坎之下一卦。四八三十二岁身体满壮，应坎之上一卦。由五八至六八四十八岁，阳气全归于下，是坎变为震，是为长男。四十八岁后至八八六十四岁，则男精已竭，是震变为坤，不能生子矣。亦有男逾八八，女逾七七，尚能生子者，秉气独厚，修养皆优，故出于常数之外。医家、道家，有返老还童之说。欲返长男在下之阳，还为少男在上之阳，故必转河车、运辘轳、醍醐灌顶、服药还丹，使阳气复归脑中。窃造化之机以逆用，其术岂不难哉！

【又按】男女天癸，路道不同。女子天癸至，是从前面下交于心，合于离卦，故《内经》原文先言任脉通。男子天癸至，是从背后下交于肾，合于坎卦，故《内经》先言肾气盛。

辟卦

男祖鉴曰："十二辟卦起于京房[①]。"以一年分配乾坤两卦，上半年为阳，属乾卦；下半年为阴，属坤卦。每一月又应一爻。从冬至起为阴极阳生，坤卦下生一阳，是为复卦。邵康节云："地下有雷声，春风弥宇宙"，言阳气来复也。《易》曰："复其见天地之心乎。"《爻辞》曰："先王以至日闭关，商旅不行。"至日谓冬至言，令当闭藏也。观之草木，万卉皆凋，梅花独开，为一阳初生之验。宋·翁森诗云："数点梅花天地心。"鹿角解亦应复卦。古人以律管[②]测气，冬至律中黄钟，葭管飞灰[③]。十二月应十二律，无不符验，乃知十二辟卦非浮说也。丑月二阳初生，为地泽临。二阳在地下，井中水极温，是其验也。泽者汽也。丑月掘地下入，则见其出汽。律中大吕。寅月三阴在上，三阳在下，为地天

---

① 京房：京房（前77年—前37年），本姓李，字君明，西汉今文易学"京氏学"的开创者。著作今存《京氏易传》三卷、《周易京氏章句》一卷等。

② 律管：古代正乐之律器。自低到高依次为黄钟、大吕、太簇、夹钟、姑洗、仲吕、蕤宾、林钟、夷则、南吕、无射、应钟。以十二律相配十二月，见《礼记·月令》。

③ 葭管飞灰：古代测节气的方法。将苇膜烧成灰放在律管内，到某一节气，相应律管内的灰就会自行飞出。

泰。天地气交，苟萌尽达。是月立春，万物发生，律中太簇，以成太和之气象。二月惊蛰动雷。雷出地而上于天，故应雷天大壮，言万物方壮长也。律中夹钟。三月为泽天夬，言雨泽自天而下降。律中姑洗。四月阳极，为纯乾之卦，故昼日极长。律中仲吕。五月阳极阴生，为姤卦。《月令》"半夏生"。今四川松蕃产虫草，冬至生虫，至五月虫长寸余，蠢然行动，到夏至节，虫忽入土，变生为草。居民掘得其根，犹显然虫也。此虫由阳入阴，实应姤卦。麋角解亦应姤卦。律中蕤宾。六月二阴初生，四阳在上，为天山遁。遁者，藏也。六月亢阳在上，阴气欲出而不得，名曰三伏。金遇火伏，即遁藏之义，人皆避暑，亦是遁意。律中林钟。七月三阳在上，三阴在下，为天地否。否与泰对。天地气交则万物生，天地气不交则万物死。故立秋以后，草木渐死，梧桐一叶落，是其验矣。六壬书以申为人门，寅为鬼门，实属颠倒。盖寅值泰卦，人生于寅，何得以寅为鬼门？申值否卦，天地不交，万物渐死，当以申为鬼门。七月节名处暑，盖暑者，天地水火相蒸之气也。暑自此止，则天地之气上下各分矣。律中夷则。八月阴渐盛，为风地观。观与临反。至于八月，则临卦之气体休囚，故《爻辞》曰："至于八月有凶"，以见八月观卦为主。律中南吕。九月五阴一阳，为山地剥。草木黄落，剥即落也。木落而果见树梢，有硕果仅存之象。律中无射。十月六爻皆阴，为坤卦。俗名阳月，谓其无阳也。昼短夜长，以应阴极之数。律中应钟。十一月阴极阳生，又为复卦。凡十二卦各值一月，以律考之，气化胥合。京房又以其余配公卿大夫，十二月共配六十四卦，谓系六爻发挥，理虽可通，事无定验，可置勿论。《内经·阴阳别论》曰："人有四经十二从""四经应四时，十二从应十二月。"张隐庵注：春弦、夏洪、秋毛、冬石为四经。其十二从谓手太阴应正月寅，手阳明应二月卯云云，义与从字不合。盖从者，从经脉也。经脉弦应春令，主木气。春三月之从脉，正月当是足厥阴肝，二月足少阳胆，三月手厥阴包络。夏三月经脉洪应火，其从脉四月手太阳小肠，五月手少阴心，六月足太阴脾。秋三月经脉毛，主金气。其从脉七月当是足阳明胃，八月手太阴肺，九月手阳明大肠。冬三月经脉石，主水气。其从脉十月当足太阳膀胱，十一月足少阴肾，十二月手少阳三焦。《内经》无明文，兹因张注与月气不合，故改配之。

月候

月者，魄也。日者，魂也。月无光，借日以为光，而有晦朔弦望。每月以五日为一候，以一候应一卦，除去坎离，其余六卦以应六候。所以除去坎离者，离为日，坎为月，日与月乃其本体，故坎离二卦不应候也。初三至初八，明自下生，应震仰盂。初八至十四为上弦，应兑上缺。十五月体全明，应乾卦纯阳。十六至二十三，魄自下生，应巽下断。二十三至二十八为下弦，应艮覆碗。三十月晦，应坤卦纯阴。月者坎水之精，日者离火之精。月满则与日正对，阴中含阳，合于坎之正体，故气泽充满，潮水应之。人身天癸之水，实与月应，女子称为月信，言其如潮水之有定期。男子亦有天癸，仍与月应。故《参同契》① 以三日为震，八日为兑，十五为乾，十六转巽，二十三转艮，三十日转坤。其词曰："上弦兑数八，下弦艮亦八，两弦合其精，乾坤体乃成。"丹家之重月候，实重己身之天癸也。夫男女天癸，不必定与月候相应。盖人身心离肾坎，各自秉一日月，各有盈缩不同。又不拘定天时，然必知天之月候所以盛衰，而后知人者自具之坎离也。《内经·八正神明论》曰："月始生，则血气始精，卫气始行。月廓满，则血气实，肌肉坚。月廓空，则肌肉减，经络虚，卫气去，形独居。""月生无泻，月满无补，月廓空无

① 《参同契》：《周易参同契》，东汉·魏伯阳撰。以"周易""黄老""炉火"三家相参同，归于一方契大道。

治。"此为针刺言也，用药者亦当知之。试观草木茎中有虫，望前则虫头向上，望后则虫头向下，可知气候升降之故。凡人腹中有虫积者，用药治之，皆宜望前，虫头仰上，易于受药。《群芳谱》云："凡种菠薐菜，以其子布地中，必更月朔而后生，不知何故？"吾为之解曰："此菜色深绿，应三碧震卦，其根红，应震下一阳也。过月朔则月候成震，是以此菜方生。"草木之能应卦气，神妙如此！

交易

交易者，八卦相交而化成者也。有如乾坤两卦，乾天在上，而不下于坤交，则为天地否。否者，阴阳不通也。必天气下降，地气上腾，则天地交泰，万物亨通。人之初胎，秉受父母之气。乾男本在上，坤女本在下，及其交媾成胎，则乾阳下交，坤阴上交，合于泰卦。是以生人耳。目、鼻皆两窍，口与前后阴皆一窍，上三偶，下三奇，即泰卦也，见陈修园人字解。惟其乾坤相交，是以化成坎离。乾得坤阴而成离，坤得乾阳而成坎。坎在人为肾，良由己身阴阳交泰，是以水火既济，为无病也。道家修炼，欲返人道为神仙，取坎中之阳，填离中之阴，使离仍变为乾，坎仍变为坤，是返为天地否卦。在十二辰，否当申位，申即神也。神道与人道否塞隔绝，故避谷绝欲，乃能成否卦之象，然未至于纯阳也。必将下三爻尽炼为纯阳，而后成神仙。此丹经大意，非圣人著《易》本旨。盖圣人尽人合天道在交泰，天地交而万物通，上下交而其志同。尹躬暨汤，咸有一德；先主孔明，如鱼得水。秦二世宠用赵高，李斯弃市；文中子献策不纳，退教河汾。卢杞亲而陆贽疏，秦桧专而武穆死。韩琦王英雄短气，湖上骑驴；小人乘权，君子避世。观于否泰二卦，可知兴废之机。医家以火气上逆，水气不下，结于胸中，名曰痞疾。张仲景五泻心汤，泻火之亢，使之下交，即是转否为泰之大法。本此法以医国，上下交而其志同，庶几国泰民安矣。又如山本在上，泽本在下，山泽相交，则为咸卦。咸，感也。气感而后能生万物。若山泽之气不相交，则为山泽损。是山为童山，不生草木；泽为荒泽，不产五谷。必山上有水泉，湖泽有原隰，是为泽山咸，乃产万物。水火交为既济，水火不交为未济。风雷为益，亦取其气交。雷风为恒，则其气相搏也。

天地定位以后，乾坤之功用寄于坎离。凡天地间物，皆是坎离相交而生。有绝异者，如鸟鼠同穴，其地在甘肃通渭县，是中国之正西方也，属先天坎卦，渭水出焉，向正东流去。正东属先天离卦。水去则气来，先天离气自正东来，与先天之坎相应。鼠者，坎水之物也，鸟者，离火之物也。先天之离来交于先天之坎，是以鸟鼠相为雌雄。且其地近河洛，去中洲不远，当先天坎之初爻，主于潜伏，所以同穴。有一物而备鸟鼠之形者，蝙蝠是也。蝙蝠鼠身鸟翼，惟黄昏一出，是感昼夜相交之气。昼日属离阳，夜月属坎阴，黄昏是坎离相交之时，故蝙蝠能寿千岁，以彼之坎离本相交也。道家炼坎离，正取其相交，与蝙蝠之寿同一理。又凡物产分方位者，非其地不生，如鸟鼠同穴，是秉时令者。通天下皆有如蝙蝠是。

变易

变易，阳变阴，阴变阳。雉入大水为蜃，雀入大水为蛤，是离变坎；蛤又出水为雀，是坎变离。鸠化为鹰，是巽变兑；鹰化为鸠，是兑变巽。诗曰"高岸为谷"，是艮山变兑泽；"深谷为陵"，是兑泽变艮山。鲨鱼生于南海，阳中之阴，潜伏于下，应姤卦也；能出水变为鹿，是变为复卦。鲤鱼应震卦，能化龙上天；鲤乘雾而飞，偶落山谷间，则化为鲮鲤，俗名穿山甲，善穿穴入山，是震变为巽。巽，入也，上飞者变为下入皆是。变易之理，未能尽举，理可类推。凡病，冬月伤寒，或变为热；夏月伤暑，或变为寒；受寒已久，皆变郁热；疮痛溃漏，皆变虚寒。变易之理，不可不知。

不易

天地定位，阴阳对待，星回斗转，寒往暑来，皆一定不易。五方之民，皆有性也，不可推移，亦是不易之理。不易者其体，交易、变易者其用。医家治方，以寒治热，以热治寒，不易之法也。热因热用，寒因寒用，是交易之法也。先寒后热，先热后寒，变易之法也。合宜而用，决不执方。如仲景云：亡阳厥逆，两胫挛，咽干，心烦，谵语，饮甘草干姜汤，两足当温；胫尚拘急，用芍药甘草汤，脚即伸；再以调胃承气汤，止其谵语。忽用寒药，忽用热药，变动不拘，深合《易》旨。

互卦

二至四，三至五，两体相互，各成一卦。先儒谓之互卦。一卦之中又包两卦，比如大山中又生小山，大营中又包小营，一事中又有枝节，一器中又杂零星。譬如厨灶，于卦为风火家人，凡家必有灶，灶以风火为用，其卦䷤，中互坎。灶非水不能熟食，故必须互坎。艮为山䷳，中互坎，有山必有水也。坎为水䷜，坎中互艮，有水必有山也。离为火䷝，下互巽，火发则风生也；上互兑，物有膏泽，乃生火也。医家配合方药，当仿互体之义。药分君臣，如卦之正体；又有佐使，如卦之互体。仲景麻黄汤，用桂、麻达太阳，杏仁利肺经，而必兼甘草，以调和其间。温经汤温血脉也，而必用参、甘。建中汤温中气也，而必用芍药。肾气丸地、萸、桂、附温水也，而丹皮、泽泻为运用。小青龙汤桂、辛、麻、姜散寒也，而五味、白芍相斡旋。他如泻心汤寒热互用，乌梅丸、白通加胆汁人尿汤皆寒热互用，或以脾为转灵，或以胃为机纽，或治肝肺而以少阳为枢，或治心脾而以厥阴为辅。因其脏腑交通，是以药物互用。医者按证处方，必先定其本脏，然后兼求互体，则得宜矣。

爻位

《易》曰："六爻相杂，惟其时物""其初难知，其上易知""二与四同功而异位""三与五同功而异位"。圣人此章，详言爻位，说易家辨论綦详，毋庸再赘。今但以人身言之：弱冠二十年当初、二爻，中岁二十年当三、四爻，晚岁二十年当五、六爻。又以足至膝为初爻，膝至股为二爻，小腹至脐为三爻，脐至膈为四爻，膈至胸项为五爻，项至头顶为上爻。以一药配之：根为下爻，梗为二爻，茎为三爻，枝为四爻，叶为五爻，花实为上爻。睹于剥卦，上爻一阳象硕果，便知花实应上爻也。药性之升降浮沉，全祝爻位为衡。草木惟牛膝之根下行入土甚深，如卦之初爻，惟牛膝下达足胫。木通亦下行，然不尽直入，虽入下焦，不单应卦之初爻，能通行小便，是兼应二三爻。杜仲是树身之皮，以近根者为佳；续断是草根，然入土不深，故二物皆当应二三爻，能治膝腿腰股病。食茄治发胀，食葫芦治膨胀。因二物生于茎中，故走中焦，应第四爻。厚朴是树身之皮，枝上者不取。树身应中爻四三位，故厚朴理中焦之气。枳壳是树之果，是上第五爻，故治胸中之气，杏仁亦然。至于荆芥穗、旋覆花、薄荷叶、金银花、白菊花，皆系草之颠末，应上第六爻，故治头目诸疾。然羌活、独活皆根也，而性升，盖自下生上，仍属下爻。太阳膀胱经虽在上，而腑实在下，故羌活、独活根入膀胱而走太阳经。苏、芥子皆实也，而性降，盖自上降下，仍属太阴肺经，虽下行而实归肺。甘草头能补气，身能和中，梢能利水，则一物而升降之性，皆以上、中、下三停为辨，而《易经》爻位之理，于此可悟。

序卦

《连山》始艮，所以成始成终也。《归藏》始坤，以天承地也。《周易》首乾，万物皆本于天也。本天必亲地，故以坤配乾，一阴一阳，形相对待，气则循环，人物皆于是秉气，故《系辞》曰："乾坤，其易之门耶。"近出泰西天学，谓天体极大，地球极小，日月五星皆各是一地球。又谓天空中如地球者尚有二三，斥中国以地配天之非。试问日月五星各是一地球，从何而知？则曰："乘气球上升至数十丈，再用远镜窥测，恍有所见，得此景象。"问所见丝毫不差否？则曰："有里差、视差、蒙气差"，是躲闪语，不足据为定论，今且勿与之争。即云日月五星各是地球，各有人物，亦彼此各一天地，不得是彼而非此。即云如地球者，天空中尚有二三，然彼之地球仍当配天，此之地球亦当配天，譬如人同父异母，仍当以父母并称，不得谓母不配父也。我等既生此地球中，则当以此地球上配乎天，而乾坤定位，日月往来，遂生出形形色色，一本万殊，总不外乎乾坤也。圣人六合之外，存而不论①，非不论之，谓不关造化，无容凿空。观于《易》，首乾坤，而舍地球以谈天文者，可息喙矣！又云里差、视差，尚可推测，惟蒙气差无可如何，不知圣人于乾坤后继以屯蒙。屯者，气之上腾者也。蒙者，气之下覆者也。人生皆在屯蒙气交之中，圣人早已言及。今欲舍蒙气以窥星辰，舍地球而言天象，安知造化功用哉！《上经》多言天道，故首

---

① 六合之外，存而不论：出自《庄子·齐物论》，文中为"六合之外，圣人存而不论"。成玄英疏："六合，天地四方。"

乾坤。《下经》多言人事，故首咸恒。咸者，感也。人物相感，而后吉凶生焉。《序卦》一篇，已有明文。或谓序卦出于伪托，然颇有理致，足开学者悟境。夫圣人作《易》，万理毕赅，智者见智，仁者见仁。即圣人《系辞》，亦不能竭尽易道，不过略一隅令人三反。吾于易道，未窥万一，只就己见，进质高明。愿天下贤士大夫，明发圣道，启迪万世，予虽与执鞭，所欣慕焉。

杂卦

天地间有合于六十四卦者，难尽言也。约略论之，如水泽为节，蒲生水泽中，其根九节。萑、苇、芦、荻、稻草皆生于水泽中，故皆有节。竹虽不生水泽之中，然实秉水泽之气，故竹多节。节有引水上升，引泽下降二用，故节卦下互震，上升之义也；上互艮，下降之义也。浮萍生于水面，其叶色绿四瓣，是秉四绿巽气，其根色白，在水中，是秉一白坎气。合根叶论之，是象风水涣䷤，故能治风行水。鸡头芡实，叶面有刺，亦感风气；根生水中，亦感水气，与浮萍同一风水涣而有不同者。芡实是秉涣中爻互卦之气。涣卦下互震，芡之根自下而生上，是涣之震；上互艮，芡叶止于水上而不迁，是涣之艮。并涣卦互体，一一胥合，为治风利水之良药。蜂蚁上身大下身小，合于履卦上天下泽，故有君臣。挂兰悬空，秉风气而生，合于巽卦。其根多汁，可以解热。因巽卦下互兑，主有泽液。以铁钉钉入根中则肥，得兑金故也。仙人掌草种于墙上，绿色多汁，合于先天兑卦。先天兑在四绿方，中爻互离巽，故仙人掌能治风水，且善避火灾。凡人之身有合于六十四卦者，人之醒睡，合于晋与明夷。《易》曰："晋，昼也。火地晋☷☲。"《象》曰："明出地上，晋。"晋者，进也，谓日出地平，阳气上进。人身之阳气应之，外出皮毛以卫寒，上出眼目以视物，是以醒也。地火明夷☲☷。《象》曰："明入地中，明夷。"谓日入地平，不明而晦。人气应之，目合不明，是以睡也。有欲睡不得，必呵欠而后能睡者，以其人胸腹中先有热气未出，虽眼目间阴气已生，而心脾之阳热作梗，不能成地火明夷，而成泽火革之象☲☱。革之义当吐故纳新，必将热气从口中吐出。兑为口。故呵则张口，胸腹之阳热遂从口出，而革上之兑卦还变为坤，乃成地火明夷，是以得睡。其有欲醒不得，或梦魇中恶，呼之不醒，必用通关散吹鼻取嚏乃得醒，是其人关窍为阴所掩，不能成火地晋之象，而成雷地豫☷☳。虽雷出地奋①，奋发冲散乃能了了。此豫卦之事。

---

① 雷出地奋：见《易·豫》象辞。孔疏："雷是阳气之声，奋是震动之状。"

故从嚏喷而出，嚏气必冷。冷气出则豫之上爻还变为离，而成火地晋，故得苏醒。苏即《易》震苏之苏。凡风寒闭鼻窍多嚏喷者，亦是豫奋以出。疾称不豫，谓不得嚏喷，则不能解。又如风泽中孚☲，风是巽卦，配厥阴包络经。泽是兑卦，配太阴肺经。包络与肺相接之间，只有一块脂膏，是为中宫，乃心火所生之中土，为太阴脾之根蒂也。孚字古作🐦，象鸡伏卵，以两爪抱之。言人中宫一块脂膏与心包肺膜相连，裹结成团，有如孚卵，故名中孚。人之忠信实从此出，故曰中孚，信也。此近取诸身之卦，注家多不得其解。张仲景建中汤治心下悸，用桂、芍以治风气，用甘、枣、饴糖以助泽液，颇合风泽中孚之旨。菜如红萝卜，叶四散披离，色绿，是四绿巽风之气；根赤色，是得七赤泽兑之气；其心甚黄，是中土之色气，合为风泽中孚，是一菜实备此卦德，故食之益中土。有但感风气者，如蛇床子，叶如红萝卜而无红根；川芎，叶如红萝卜有根而不红，则皆治肝风。用药者知物各秉一气，合化成方，与八卦之重为六十四卦，其义一也。

引伸

《易》之为书，广大悉备，岂仅为医言哉！昔者圣人观象制作，前民上栋下宇，以待风雨，盖取诸大壮。

"耒耨之利，以教天下，盖取诸益。"《系辞》所言各事，非圣人只取此象而已，谓节此数事，而知圣人制作，皆取卦象。推之天下后世，随时制宜，因地为利，不难取诸易象，以尽万物之性。乃近日泰西新出化学、汽学，中国人未经目睹，辄谓中国圣人亦所不知。即今之通儒，亦谓光学仅见于《墨子》，化学如炼火生云、炼云生水，亦仅见于《淮南子》，其他未之前闻。岂知我孔子一部《易经》，已将西人化学包举无遗。西人谓光、热、电三者能化开各物，分出原质。夫光、热、电即离火也。《易》曰："离者，丽也。"万物皆相见谓得火。化之则万物皆分离，而原质化出，是以万物皆相见。故火蒸水则化为轻气、养气，轻、养得火又化为水。此化分、化合皆不外火也。虽有用药汁化分者，然硝强水、磺强水皆火之精，硝、磺、炭三者化为火药。硝是光质，磺是电质，炭是热质，此三者化分各物，能令定质变为流质，流质变为浮质，浮质变为气质，无一不借火力。则圣人相见乎离一语，包举化学无遗矣。

问曰：火烧铜铁，每烧一次，则体积轻减，以受火克即消化也。惟烧赤金，虽火功极大，然后能熔，及冷复还本体，并不轻减，其故何也？答曰：赤金是七赤兑泽之纯金，所秉之气泽甚厚，故虽受极大之火力而泽气不减。又问曰：赤金遇绿养则化为绿气，其本体遂轻减，此又何说？答曰：绿属巽卦，先天兑卦变为后天巽卦，赤金遭遇绿色而化为绿气，即是兑变为巽之理。此等化学，惟《易经》得其根源，西洋虽有试验，尚未能通一毕万。

中国见外洋汽机，自古所无。不知《易经》已包括汽机之妙。《易》曰："断木为杵，掘地为臼……盖取诸小过。"

【按】小过☳☶，上震下艮，震木动于上而象杵，艮土止于下而象臼，后人变为水磨。上一面止而不动，下一面动而研物。又是上艮下震，合为山雷颐卦。颐即人上下牙床，上牙床止而不动，下牙床动而啮物，故卦名颐，取人颊车为名也。颐以啮物养人，水磨亦碾米以养人。颐之用在齿，而磨亦有齿，与卦象可谓巧合。

《易》曰："弦木为弧，剡木为矢，弧矢之利，以威天下……盖取诸睽。"睽者，乖离不合也。卦体☲☱，火炎上而不下，泽降下而不上，两相乖离，故谓之睽。弯弧向后，象泽之降，发矢向前，象火之炎。若今之洋枪铳，则是睽卦错综而变为兑上离下之革☱☲。炮药①象离火，弹子象兑金。洋枪皆铅弹，铅恰是兑金，故极锐利。中国旧用铁弹，所以不及。

---

① 炮药：原文中为"磁药"，疑误。

《易》曰："刳木为舟，剡木为楫，舟楫之利，以济不通……盖取诸涣。"按涣卦☶，上巽下坎，本木在水上，其象显然。虽西人船制屡变，问能外木在水上之义乎？且巽为风，行船必挂帆借风，于卦象丝毫不爽。或谓火轮船又何所取？答曰：船身仍象风水涣，而以火蒸水，汽机发动，则取象既济☵。既济爻辞曰："曳其轮，濡其尾，无咎。"即今轮船之象矣。读此词者能不惊圣人为神妙哉！

《易》曰："服牛乘马，引重致远，以利天下，盖取诸随。"按驾车必络系牛马之口鼻，口鼻之络，引绳曳轮，轮动则车随，口鼻是兑象，轮动是震象，合之为泽雷随卦☳。膏油亦是兑泽，一切机器必用膏油灌沫，然后滑利，皆合随卦之义。友人赠我福建锡灯，架上置壶，壶上有长嘴以安灯，柱架上转纽以安油壶，油满则嘴平，灯不斜；油少则嘴欹，灯不灭，随油多少以为俯仰。其妙处只在有嘴象兑，有枢象震，合于随卦而已。问曰：古之车制象泽雷随，若今之火轮车又将何象？答曰：象火雷噬嗑。火炎于上，轮动于下，互体得坎。坎，水也。以火蒸水，然后轮动。故吾谓火轮车实象噬嗑。虽噬嗑爻辞并无火车之义，然《系辞》云："日中为市，致天下之民，聚天下之货。交易而退，各得其所，盖取诸噬嗑。"方今五洲互市，全赖火车，以致民聚货。盖气运已当噬嗑，应候而有火车，是圣人衍《易》，已逆知有此一时。造火车者，能知圣人否！问曰：圣人何不兴造火车？答曰：未当其时，故不须此。问：当今何以值噬嗑之运？答曰：日中者午时也。方今正当午会，离卦值运，义见邵子《皇极经世书》。

医易详解卷全

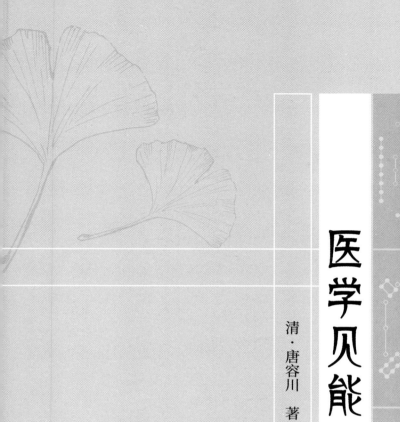

医学见能

清·唐容川 著

周劲草 整理

缘起

八卦取象

医学见能　原叙

　　备豫不虞，古之善教，而不虞之备，莫要于医。高堂则风竹瓦霜，膝下则新雏弱笋，外而戚友，中则己身，偶有疾苦，均资乎医，诚重矣哉！顾医之难也，非读书识字则不能医，非格物穷理则不能医，非通权达变更不能医。一旦撄非常之疾，束手无策，只得委任凡医，听其措置。为之医者，又复混乱阴阳，颠倒寒热，投剂不中，至于垂危。明哲之士，鉴前车，思补救，奋然求济于方书，而诸书率皆大海茫茫渺无涯，深则摘要钩元，浅则捕风捉影，仓皇检阅，两俱无益。病家既穷于医，又穷于书，惟抚膺扼腕，自恨其不能医己耳。噫！医固若是之难能已乎，抑亦所见之书，有未遽能者乎？夫纪昌之射，六年方工；伯牙之琴，三年未妙。天下事安有一见而能者哉？顾事之在所缓者，不必求诸一见，而事之在所急者，要无取乎难能。况不测之来，危在顷刻，非开卷了然之书，何以供家俗急时之用？余因感此，集为是书，即不知医家临证查对，无不了如指掌。且是书也，虽非钩元摘要之微，亦非捉影捕风之陋，果能洞书中之言，通言外之意，将浅者见浅，深者见深，而吾一见能之，裨于世用也，讵有涯哉！

容川唐宗海自题

医学见能 卷首

蜀都唐宗海容川　著

五脏

心火脏，主生血，主藏神，主周身脉络，主喜，主笑，开窍于舌。

肝木脏，主行血，主藏魂，主周身筋膜，主怒，主惊，开窍于目。

脾土脏，主饮食，主藏意，主周身肌肉，主思，主噫，开窍于口。

肺金脏，主行气，主藏魄，主周身皮毛，主悲，主咳，开窍于鼻。

肾水脏，主生气，主藏志，主周身精髓，主恐，主欠，开窍于耳。

外有包络，即心外衣，为阴血布化之源。

又有命门，即肾中系，为真阳生气之根。

六腑

小肠者，心之腑，属火，主化食为液，上奉心血。

胆者，肝之腑，属木，主升清降浊，疏利中土。

胃者，脾之腑，属土，主纳受水谷，化气化血。

大肠者，肺之腑，属金，主传送糟粕，消利滞气。

膀胱者，肾之腑，属水，主气卫皮毛，通达小便。

三焦者，胞络命门之腑，兼属水火，主行水化气，通阴达阳。

经气

（足手）太阳（膀胱小肠）经，司（寒水火化）之气，手从足化，统称寒水，经行身之后。

（足手）阳明（胃大肠）经，司（燥土燥金）之气，足从手化，统称燥金，经行身之前。

（足手）少阳（胆三焦）经，司（木火相火）之气，足从手化，统称相火，经行身之侧。

（足手）太阴（脾肺）经，司（湿土清金）之气，手从足化，统称湿土，分部于大腹。

（足手）少阴（肾心）经，司（水阴君火）之气，足从手化，统称君火，分部于小腹。

（足手）厥阴（肝包络）经，司（风木相火）之气，手从足化，统称风木，分部于软肋。

望色

青色属肝，风邪也，亦主脾寒。

黄色属脾，湿气也，亦主食积。

赤色属心，火热也，亦主假热。

白色属肺，虚寒也，亦主血脱。

黑色属肾，水气也，亦主肾虚。

闻声

肝志怒，其声呼，其变骂詈。

心志喜，其声笑，其变谵语。

脾志思，其声歌，其变郑声。

肺志忧，其声哭，其变失音。

肾志恐，其声呻，其变气短。

问证

问病因：七情六欲，风寒暑湿，饮食起居，损伤惊恐之类是。

问病形：痛痒寒热，喘咳烦渴，吐利胀满，便闭抽掣之类是。

问病机：朝甚暮愈，暮热朝寒，进退盛衰，变证兼证之类是。

问病情：恶寒恶热，苦呕苦满，欲食不食，心烦不寐之类是。

切脉

浮脉：轻按即见，主表实，亦主里气内虚。

沉脉：重按乃见，主里实，亦主里气内虚。

迟脉：一息三至，主虚寒，亦主在脏之病。

数脉：一息六至，主实热，亦主真寒假热。

虚脉：三部无力，主诸虚，亦主素禀不足。

实脉：三部有力，主诸实，亦主素禀有余。

大脉：应指洪阔，主病进，亦主正气内虚。

缓脉：应指柔和，主病退，亦主胃气有余。

长脉：过于三指，主气盛，亦主阳盛阴虚。

短脉：不满三指，主气损，亦主中有窒塞。

滑脉：往来流利，主血走，亦主痰饮为病。

涩脉：往来艰滞，主血虚，亦主瘀血凝积。

洪脉：涌沸有力，主实热，亦主内虚不足。

紧脉：劲急无定，主寒实，亦主身体疼痛。

细脉：窄小不粗，主冷气，亦主血脉不足。

微脉：模糊不显，主阳虚，亦主元气败绝。

芤脉：浮大中空，主血亡，亦主遗精小产。

弦脉：端直中劲，主木旺，亦主痰饮内痛。

革脉：浮极有力，主阴亡，亦主阳不入阴。

牢脉：沉极有力，主寒实，亦主内有积聚。

濡脉：浮细无力，主气虚，亦主外受湿气。

医学见能

弱脉：沉细无力，主血虚，亦主胃气不盛。

动脉：摇曳在关，主惊气，亦主阴阳相搏。

伏脉：沉潜着骨，主邪闭，亦主阴寒在内。

促脉：数中时止，主热郁，亦主邪气内陷。

结脉：迟中时止，主寒结，亦主气血渐衰。

代脉：止有定候，主气绝，亦主经隧有阻。

散脉：去来缭乱，主气散，亦主产妇之吉。

浮沉分表里，迟数定寒热，虚实分盛衰，大缓辨进退。长有余而短不足，滑流利而涩艰难，寒热紧洪俱属实，细微血气总为虚。芤中空而血亡故道，弦中劲而木乘脾经，革则阳气外越，牢则阴邪内固。濡气虚，弱血虚，虚各有别，动气搏，伏气闭，气总乖和。结阴促阳，辨迟与数。代亡散绝，有去无来。脉法多端，此为总索。

医学见能 卷一

蜀都唐宗海容川 著

头首

头痛在后，或兼发热恶寒者，太阳经伤寒也，宜加味败毒散。

沙参二钱 羌活二钱 独活二钱 柴胡二钱 前胡三钱 川芎一钱 桔梗三钱 茯苓三钱 枳壳一钱 甘草一钱 葛根二钱 大枣二枚 葱白一根 生姜三片

头痛在侧，或兼寒热往来者，少阳经伤风也，宜加味柴胡汤。

半夏三钱 柴胡三钱 竹茹三钱 玉竹三钱 黄芩三钱 白芍三钱 钩藤三钱 甘草一钱 生姜三片 大枣二枚

头痛在前，或兼发热口渴者，阳明经伤热也，宜加味升葛汤。

白芍三钱 葛根三钱 黄芩三钱 白芷三钱 花粉四钱 升麻一钱 甘草一钱

雷头风痛，或偏在左在右者，阳虚中风寒也，宜艾灸盐摩法。艾茸、麝香作小粒，灸痛处，附子末和盐摩之。再服加味白通汤，方见下节。

头痛如碎，每遇阴雨更甚者，真阳不上头也，宜加味白通汤。

白术三钱　黄芪三钱　党参三钱　附子三钱　干姜二钱　甘草一钱　葱白三根

头痛如破，兼见呕吐涎沫者，肝经寒饮逆也，宜加味吴茱萸汤。

吴茱萸二钱　党参三钱　茯苓三钱　桂枝三钱　半夏三钱　白芍三钱　细辛五分　甘草一钱　大枣三枚　生姜三片

头晕郁冒，其人烦渴闷满者，火挟痰上泛也，宜加味银菊汤。头重加酒军。

白菊一钱　银花三钱　花粉三钱　茯苓三钱　甘草一钱　枳壳一钱　旋覆三钱，炙　黄芩三钱　柴胡三钱　杏仁三钱　薄荷一钱　竹茹三钱

头晕飘摇，其人两颧发赤者，肾经虚火动也，宜加味地黄汤。

熟地四钱　山茱萸三钱　茯苓三钱　丹皮三钱　山药三钱　泽泻三钱　肉桂一钱　牛膝二钱　附子三钱　川芎一钱　细辛五分　麦冬三钱　元参三钱　磁石三钱，研

两耳

耳鸣耳聋，或兼口苦寒热者，少阳经风热也，宜仲景柴胡汤。

柴胡三钱　人参二钱　黄芩三钱　半夏三钱　甘草一钱，炙　生姜三片　大枣二枚

耳鸣耳聋，或兼胁痛善怒者，肝经之火郁也，宜加味泻肝汤。

当归三钱　生地三钱　柴胡三钱　黄芩三钱　栀子三钱　泽泻三钱　木通二钱　胆草三钱　车前子三钱　牡蛎三钱　青皮一钱　甘草一钱

耳鸣耳聋，并无障碍壅闭者，肾虚阴气逆也，宜加味磁朱丸。

磁石三钱　朱砂一钱　熟地四钱　山药三钱　茯苓三钱　泽泻三钱　丹皮三钱　山茱萸三钱　五味子五分　菖蒲一钱

眼目

大眼角肿，或兼头痛恶寒者，太阳经风热也，宜加减败毒散。

羌活一钱　独活一钱　柴胡三钱　前胡二钱　赤芍二钱　黄芩三钱　玉竹三钱　归尾三钱　木贼一钱　花粉三钱　甘草一钱　连翘一钱　银花一钱　蝉蜕七个

小眼角肿，或兼口苦耳鸣者，少阳经风火也，宜加减柴胡汤。

沙参三钱　白芍三钱　柴胡三钱　黄芩三钱　当归三钱胆草三钱　牡蛎三钱　木贼一钱　青皮一钱　蝉蜕七个　银花一钱　菊花二钱　甘草一钱　生姜三片

下眼皮肿，以及绕眼红锁者，阳明经风热也，宜加味银翘汤。

连翘一钱　葛根二钱　白芍三钱　甘草一钱　黄芩三钱生地三钱　枳壳一钱　银花一钱　白芷三钱　花粉三钱　蝉蜕七个　青葙子三钱　石膏三钱　红花一钱

目内痒痛，以及赤白云翳者，肝经风湿热也，宜加减泻肝汤。

归尾三钱　元参三钱　栀子二钱　黄芩二钱　胆草二钱蝉蜕七个　木贼一钱　木通一钱　银花二钱　赤芍二钱　泽泻二钱　柴胡二钱　防风二钱　荆芥二钱　车前子二钱　青皮一钱　枳壳一钱　细辛五分　酒军五分　红花一钱　甘草一钱

目光晦涩，恍惚不能远视者，心脾两虚也，宜归脾汤加减。

人参三钱　白术三钱　远志一钱　黄芪三钱　当归三钱磁石三钱，煅　酸枣仁三钱　龙眼三枚　益智一钱，仁　五味子五分　甘草一钱　朱砂一钱，研

唇口

口吐酸水，或兼腹满头痛者，肝木乘脾土也，宜加

味吴茱萸汤。

　　吴茱萸二钱　　党参三钱　　黄连三钱　　生姜三片　　大枣三枚

　　口苦而渴，或兼咽干目眩者，少阳经相火也，宜加减柴胡汤。

　　柴胡三钱　　黄芩三钱　　党参三钱　　花粉三钱　　生姜三片
甘草一钱

　　口甜而腻，或兼不思饮食者，脾经伤厚味也，宜加味香砂汤。

　　神曲一钱　　半夏三钱　　砂仁一钱，研　　茯苓三钱　　藿香三钱　　山楂一钱

　　口淡无味，兼见腹满多唾者，脾虚中有寒也，宜加味理中汤。

　　党参三钱　　白术三钱　　生姜二钱　　茯苓四钱　　甘草二钱，炙
陈皮三钱

　　口中肿痛，兼见发渴饮水者，胃中火上冲也，宜时方甘露饮。

　　天冬三钱　　麦冬三钱　　生地三钱　　熟地三钱　　黄芩三钱
枳壳一钱　　茵陈三钱　　石斛三钱　　甘草一钱　　枇杷叶三钱，去毛蜜炙

　　口燥舌干，或兼消渴引饮者，胃中阴液枯也，宜加减地黄汤。

熟地三钱　山药三钱　党参三钱　麦冬三钱　泽泻三钱
五味子一钱　元参三钱　花粉三钱　葛根三钱　山茱萸三钱

口中腥臭，或兼吐血衄血者，胃中血燥热也，宜清阳宁血汤。

当归三钱　白芍三钱　黄芩三钱　黄连二钱　党参三钱
麦冬三钱　藕节三钱　生地三钱　蒲黄二钱　酒军八分　枳
壳一钱　甘草一钱

鼻孔

鼻流清涕，如有窒塞不通者，肺经受风寒也，宜加味香苏饮。

香附二钱　陈皮二钱　紫苏三钱　薄荷一钱　甘草一钱
杏仁三钱　辛夷二钱　桔梗三钱

鼻根红赤，孔内干燥结煤者，阳明经燥气也，宜加味升葛汤。

升麻一钱　葛根三钱　石膏四钱，研　黄芩三钱　生地
三钱　白芍三钱　枳壳一钱　杏仁三钱　甘草一钱　花粉三
钱　白芷二钱　银花二钱　连翘二钱

鼻中流血，或兼头晕口渴者，阳明经血燥也，宜加味甘露饮。

生地三钱　熟地三钱　黄芩三钱　麦冬三钱　天冬三钱
茵陈三钱　石斛三钱　枳壳一钱　茅根二钱　赤芍二钱　藕
节三钱　蒲黄一钱　银花一钱　甘草一钱

鼻中生疮，无论肿痛塞痒者，肝肺经痰火也，宜三白注鼻丹。

白矾一钱　火硝一钱　硼砂一钱

牙齿

牙齿疼痛，由于生虫蚀剥者，风湿热所化也，宜外用乌梅化虫散。

乌梅三枚　川椒一钱　干姜一钱　黄连二钱　细辛五分
黄柏一钱　石膏三钱　枯矾五分　明雄一钱　铅粉一钱

牙齿肿痛，或兼口舌皆痛者，胃经之风火也，宜清热去风汤。

黄芩三钱　石膏三钱　知母二钱　枳壳一钱　丹皮三钱
白芍三钱　白芷二钱　防风二钱　银花三钱　连翘二钱　山
豆根二钱　甘草一钱　牛膝一钱　牛蒡子一钱

牙痛不肿，或肿不利凉药者，肾中之虚火也，宜加减八味丸。

熟地三钱　山药二钱　茯苓三钱　泽泻三钱　丹皮三钱
山茱萸三钱　白芍三钱　牛膝一钱　麦冬三钱　肉桂八分
附子一钱五分　骨碎补三钱

舌本

凡舌有苔，或兼口苦溺黄者，三焦经郁热也，宜加味柴胡汤。

　柴胡二钱　黄芩二钱　甘草一钱　当归三钱　白芍三钱

麦冬三钱　车前子三钱　花粉三钱　知母三钱　滑石三钱

舌尖赤痛，或生锯齿红点者，心经之游火也，宜加减泻心汤。

黄芩三钱　黄连二钱　当归二钱　赤芍三钱　丹皮三钱
生地三钱　花粉三钱　连翘二钱　车前子二钱　木通一钱
甘草一钱　牛蒡子三钱

舌苔黄燥，兼见消渴引饮者，胃中有热邪也，宜加味白虎汤。

知母三钱　石膏三钱　花粉三钱　酒军一钱　甘草一钱
生地三钱　枳壳一钱

舌苔滑润，兼见二便清利者，真寒而假热也，宜加味益元汤。

干姜二钱　附片三钱　黄连二钱　知母二钱　党参三钱
白术三钱　五味子八分　吴茱萸二钱　麦冬三钱　艾叶一钱
葱白三根　童便一杯

舌黑生刺，手足日晡潮热者，胃中有燥屎也，宜调胃承气汤。

芒硝二钱　大黄二钱　枳壳二钱　厚朴二钱　甘草五分

舌黑生刺，心烦不得安卧者，心火之亢盛也，宜银翘泻心汤。

黄柏二钱　炒栀二钱　黄连二钱　黄芩三钱　生地三钱
白芍二钱　花粉三钱　银花二钱　连翘一钱　竹茹二钱　草

梢一钱　灯心草一束

咽喉

咽喉红肿，其色多带痰黏者，风火之壅塞也，宜加味甘桔汤。

山豆根一钱　连翘一钱　炒栀一钱　甘草一钱　杏仁三钱　荆芥一钱　薄荷五分　桔梗二钱　枳壳八分　花粉二钱　黄芩二钱　贝母三钱　旋覆二钱　射干二钱

咽喉白烂，其声嘶小不出者，火热乘肺金也，宜滋肺百合汤。

百合一钱　知母一钱　天冬二钱　麦冬三钱　花粉二钱　杏仁三钱　银花一钱　生地三钱　紫菀一钱　甘草一钱　桑叶一钱　五倍子一钱

咽中疼痛，生黄起泡起点者，湿热之结气也，宜清散薄荷汤。

薄荷五分　荆芥一钱　柴胡一钱　知母三钱　黄芩三钱　槟榔一钱　草果一钱　羌活五分　连翘一钱　射干二钱　枳壳一钱　杏仁三钱　僵蚕三钱　蝉蜕五个

咽中生蛾，壅塞关隘不通者，心经火上逆也，宜加减导赤散。

生地三钱　知母二钱　枳壳一钱　甘草一钱　薄荷七分　羌活七分　木通一钱　竹叶三钱　灵仙一钱　皂刺三钱　黄连三钱　酒军一钱　山甲二片，炒　牛蒡子三钱凡红喉证，无论痛蛾肿起者，总属血分热也，宜啥点胆矾丸。

胆矾三分　熊胆一钱　皂刺一钱　硼砂一钱　火硝一钱
麝香一分　蜣螂二枚　大黄五分　郁金一钱　牛黄一分　为末，蜜丸，点啥喉间，有痰则吐去。

凡白喉证，无论癣烂疳蚀者，总属气分热也，宜吹啥珠黄散。

珍珠一钱　牛黄三分　麝香一分　明雄一钱　硼砂一钱
甘草一钱

胸前

胸前胀满，兼见口渴胁痛者，少阳气不畅也，宜加减柴胡汤。

柴胡一钱　半夏二钱　人参二钱　黄芩二钱　杏仁二钱
瓜蒌二钱　枳壳一钱　旋覆二钱　甘草一钱　大枣二枚　生姜三片　荷梗三钱

胸前痹痛，兼见痛而彻背者，心肺之阳郁也，宜瓜蒌薤白汤。

桂枝三钱　生姜三钱　枳壳一钱　瓜蒌三钱　薤白三钱
清酒一盏

胸前胀满，饭后更觉痞满者，胃虚而生痰也，宜香砂六君汤。

木香一钱　砂仁二钱　白术三钱　茯苓三钱　党参三钱

陈皮三钱　半夏二钱　生姜三片　大枣二枚　甘草二钱，炙

胸前结痛，不可触近按摩者，水火相搏结也，宜消息陷胸汤。

葶苈一钱　甘草五分　大黄一钱，炒　枳壳一钱　杏仁三钱　黄连一钱　瓜蒌整枚，捣

胸前胀满，游走有声而呕者，膈上有水饮也，宜加味二陈汤。

陈皮二钱　茯苓三钱　半夏三钱　贝母二钱　桔梗二钱　甘草一钱　枳壳一钱　白芥一钱，子　苡仁三钱　苏子二钱　白术三钱　生姜三钱

胸前疼痛，彻背彻心不止者，寒气相攻冲也，宜乌头赤丸方。

干姜三钱　附子三钱　乌头三钱　蜀椒二钱　赤石脂三钱

胸前烦痛，口酸口苦闷郁者，火气之结滞也，宜整肃舒气汤。

柴胡二钱　黄芩二钱　桔梗二钱　枳壳二钱　丹参二钱　菖蒲一钱　当归二钱　旋覆二钱　尖贝二钱　茯苓二钱　车前子二钱　甘草一钱　炒栀二钱　生姜三片

大腹

大腹绞痛，闭闷不得吐泻者，脾实而热闭也，宜加味三物汤。

枳壳一钱　厚朴一钱　大黄一钱　白芍三钱　黄芩三钱
杏仁三钱　甘草一钱

腹中切痛，兼见吐泻厥冷者，脾虚发霍乱也，宜仲景理中汤。

人参三钱　白术三钱　干姜三钱　甘草二钱，炙

腹中胀满，饭后倦怠反饱者，脾虚少运化也，宜加味六君汤。

木香一钱　砂仁二钱　白术三钱　茯苓三钱　人参三钱
甘草一钱　陈皮二钱　半夏二钱　生姜三钱　大枣三枚　芡实三钱　麦芽一钱

腹中胀满，兼见大便溏泄者，湿甚则濡泄也，宜时方胃苓汤。

茯苓三钱　猪苓三钱　苍术三钱　白术三钱　陈皮二钱
大枣二枚　桂枝二钱　白芍二钱　甘草一钱　厚朴一钱　泽泻二钱　生姜三片

腹中疼痛，有物自脐冲上者，肾气之奔豚也，宜肾气奔豚汤。

桂枝三钱　茯苓三钱　白术二钱　甘草二钱　苡仁三钱
附子三钱，炮　大枣二枚

腹中疼痛，有物自左冲上者，肝气之奔豚也，宜肝气奔豚汤。

吴茱萸一钱　黄连三钱　茯苓二钱　乌梅二枚　荔核三

枚，研　　香附三钱，研　　牡蛎三钱，研

腹中大痛，有物突起拒摩者，虚寒见实象也，宜大建中汤原方。

人参三钱　　蜀椒二钱　　干姜二钱　　饴糖三钱

腹痛喜按，舌上有白花点者，内有蛔虫扰也，宜醋制乌梅丸。

当归三钱　　党参三钱　　黄连三钱　　黄柏二钱　　细辛一钱
桂枝三钱　　附片三钱，炮　　干姜二钱　　川椒二钱　　乌梅七枚，蒸去核

腹中绞痛，串走两胁鸣痛者，痰饮之积聚也，宜加味二陈汤。

陈皮三钱　　半夏三钱　　茯苓三钱　　前胡二钱　　甘草一钱
白芥二钱，子　　苏梗二钱

腹中刺痛，脉涩，痛如刀锥者，瘀血之阻滞也，宜加减桃仁汤。

桃仁三钱　　蒲黄三钱　　赤芍三钱　　白芍三钱　　归尾三钱
灵脂二钱　　黄芩三钱　　川芎一钱　　香附三钱　　甘草一钱　　郁金一钱　　青木香二钱

腹中猝痛，由伤风邪而得者，肝气乘脾土也，宜柴胡桂枝汤。

柴胡二钱　　桂枝二钱　　半夏三钱　　人参三钱　　青皮一钱
黄芩二钱　　白芍二钱　　甘草一钱　　大枣二枚　　生姜三片

腹中猝痛，由伤邪祟而得者，皆血乱正气也，宜加减正气散。

苍术三钱　陈皮一钱　木香一钱　党参三钱　茯苓三钱　桂心二钱　天麻二钱　半夏二钱　大枣三枚　生姜五片　龙骨三钱　麝香少许

小腹

小腹满痛，由于小便不通者，膀胱之水结也，宜加味五苓散。

白芍三钱　白术三钱　茯苓三钱　猪苓三钱　泽泻三钱　杏仁三钱　桂枝二钱

小腹满痛，小便仍然通利者，胞宫之血结也，宜加减桃仁汤。重者加大黄。

桃仁一钱　蒲黄三钱　赤芍二钱　白芍二钱　灵脂三钱　郁金一钱　归尾三钱　木香一钱　香附三钱　黄芩二钱　甘草一钱　川芎八分

小腹绞痛，绕脐上下难忍者，下焦之寒疝也，宜乌头羊肉汤。

当归三钱　生姜三钱　乌头二钱，炮　羊肉四两

小腹旁痛，以及软肋俱痛者，厥阴血不和也，宜当归四逆汤。

当归三钱　桂枝二钱　细辛五分　白芍二钱　木通一钱　生地二钱　茯苓二钱　香附二钱　灵脂二钱　甘草一钱　橘

叶三钱　艾叶二钱　川芎一钱　乌药二钱

小腹疼痛，得屁腹鸣乃快者，小肠气不和也，宜宣明橘核丸。

楂核二钱　荔核三钱　吴茱萸一钱　橘核三钱　香附三钱　小茴一钱　川楝子三钱

小腹疼痛，由于淋闭血虚者，胞宫瘀与热也，宜下瘀清热汤。

黄柏二钱　黄芩三钱　白芍二钱　赤芍二钱　桃仁三钱　牛膝一钱　丹皮三钱　茜草一钱　归尾三钱　生地三钱　甘草一钱，梢

胁肋

两胁下痛，难于俯仰屈伸者，少阳气不和也，宜加减柴胡汤。

党参三钱　柴胡二钱　黄芩二钱　半夏二钱　归尾三钱　青皮一钱　牡蛎三钱　生姜三片　甘草一钱　竹茹三钱

两胁下痛，穿透游走有声者，肝脾之痰饮也，宜加味二陈汤。

陈皮二钱　半夏二钱　茯苓三钱　甘草一钱　白芥二钱，子　前胡二钱　苏梗三钱

两软胁痛，以及小腹俱痛者，厥阴血不和也，宜血府逐瘀汤。

　当归三钱　生地二钱　桃仁三钱　红花一钱　枳壳一钱

赤芍二钱　柴胡一钱　川芎一钱　桔梗二钱　牛膝三钱　甘草一钱

胁下偏痛，痞结硬满不去者，血、气、痰三积也，宜三消去痞汤。

附子二钱　细辛五分　大黄一钱　白芥三钱，子　灵脂三钱　香附三钱

背上

背恶寒冷，由于外感发热者，太阳经伤寒也，宜人参败毒散加减。

羌活一钱　独活一钱　柴胡二钱　前胡二钱　川芎八分　枳壳一钱　沙参二钱　桔梗三钱　杏仁三钱　茯苓三钱　甘草一钱　生姜三片　大枣二枚　葛根三钱

背恶寒冷，或兼手足清冷者，太阳经阳虚也，宜附子汤加味。

附子三钱　白术三钱　人参三钱　白芍三钱　茯苓三钱　生姜三片

背痛连项，或兼发热恶寒者，太阳经风寒也，宜人参败毒散加减。

羌活一钱　独活一钱　柴胡二钱　前胡二钱　川芎八分　枳壳一钱　沙参二钱　桔梗二钱　杏仁三钱　茯苓三钱　甘草一钱　生姜三片　大枣二枚　葛根三钱

背痛连肩，或兼吐痰咳嗽者，肺经有痰饮也，宜加

味苏子汤。

羌活一钱五分　独活一钱　柴胡一钱　前胡二钱　枳壳一钱　桔梗三钱　大枣二枚　茯苓二钱　杏仁三钱　苏子二钱　黄芩二钱　生姜三片　竹茹二钱

腰中

腰间沉痛，如带五千钱重者，肾经受寒湿也，宜时方肾着汤。

干姜三钱　白术三钱　茯苓五钱　甘草二钱

腰痛难忍，有如刀锥刺割者，瘀血积腰际也，宜鹿角利腰汤。

鹿角三钱　归尾三钱　白芍三钱　丹皮三钱　红花一钱　牛膝二钱　续断三钱

腰痛软弱，或兼小便不利者，虚劳肾气弱也，宜金匮肾气丸。

熟地四钱　山药三钱　茯苓三钱　附子三钱　肉桂一钱　泽泻三钱　丹皮三钱　山茱萸三钱

腰痛连背，或兼寒热头痛者，风寒袭太阳也，宜人参败毒散。

羌活一钱　独活一钱　柴胡二钱　前胡二钱　川芎八分　枳壳一钱　沙参二钱　桔梗二钱　杏仁三钱　茯苓三钱　甘草一钱　生姜三片　大枣二枚　葛根三钱

腰痛溺赤，或兼屈而不伸者，阴虚筋骨缩也，宜加味补阴丸。

生地三钱　知母二钱　黄柏二钱　龟板三钱，炙　山茱萸三钱　续断三钱　丹皮二钱　葳蕤二钱　竹茹一钱　牛膝一钱　鹿角屑一钱

手臂

手发厥冷，或兼下利清谷者，脾肾之虚寒也，宜附子理中汤。

干姜三钱　附子三钱　党参三钱　白术三钱　甘草二钱，炙

手发潮热，兼见谵语舌黑者，胃中有燥屎也，宜调胃承气汤。

枳壳二钱　朴硝三钱　大黄二钱　厚朴二钱　甘草一钱

手心发热，多在入夜以后者，瘀血在阴分也，宜四物化瘀汤。

生地三钱　当归三钱　川芎一钱　白芍三钱　丹皮三钱　桃仁三钱　荆芥二钱，炒　麦冬三钱　桑叶三钱　浮小麦三钱　竹叶三钱　灯心草一钱　蒲黄二钱　地骨皮二钱

手腕疼痛，或兼身痛拘急者，风、寒、湿合痹也，宜五物逐瘀汤。

桂枝二钱　当归三钱　黄芪二钱　苡仁三钱　甘草一钱　生姜三片

手心发热，必在午饭以后者，脾胃停饮食也，宜加

味平胃散。

苍术二钱　厚朴二钱　陈皮二钱　甘草一钱　神曲二钱
白芍二钱　酒军一钱

手腕麻木，通腕皆痛不仁者，血虚生风湿也，宜养
血消风汤。

当归三钱　白芍三钱　川芎一钱　秦艽二钱　苡仁二钱
桑皮二钱　竹茹二钱　僵蚕二钱　红花一钱　荆芥一钱　续
断二钱　生地三钱　钩藤二钱　清酒一杯

脚腿

脚冷厥逆，或兼下利清谷者，脾肾之虚寒也，宜加
味四逆汤。

干姜二钱　附片三钱　甘草二钱　白术三钱　茯苓三钱

脚发热厥，夜睡不欲被覆者，肾中真阴虚也，宜六
味地黄丸。

熟地五钱　山茱萸三钱　山药四钱　茯苓三钱　丹皮三
钱　泽泻三钱

脚跗肿大，青白如蚕明亮者，寒湿之气注也，宜神
仙鸡鸣散。

吴茱萸二钱　苍术二钱　紫苏二钱　生姜三钱　苡仁三
钱　木瓜二钱　陈皮二钱　槟榔一钱　桔梗二钱　茯苓三钱

脚跗赤肿，以及生疮溃烂者，湿热之下注也，宜苍
术知母汤。

苍术二钱　知母三钱　白术二钱　茯苓二钱　黄芩二钱
白芍二钱　续断二钱　秦皮二钱　茵陈二钱　桑皮二钱　地
骨皮二钱　防己一钱五分　甘草一钱

脚痛瘦削，无论干枯发热者，肝肺之痿弱也，宜去
痿治血汤。

生地三钱　当归三钱　元参二钱　白芍二钱　杏仁二钱
丹皮二钱　麦冬三钱　知母二钱　胆草二钱　秦艽二钱

妇人脚心疼痛，如刀锥刺者，少阴经瘀血也，宜仲
景温经汤。

当归三钱　白芍二钱　阿胶二钱　川芎一钱　桂枝二钱
丹皮三钱　麦冬四钱　半夏二钱　人参二钱　吴茱萸一钱
甘草一钱　生姜三片

前阴

前阴痒湿，以及赤肿生疮者，肝经之湿热也，宜龙
胆泻肝汤。

胆草二钱　泽泻二钱　车前子二钱　甘草一钱　栀子二
钱　木通一钱　柴胡一钱　生地三钱　当归二钱　黄芩三钱

阴囊胀结，痛引小腹以内者，肝经之疝气也，宜茴
香五苓散。

小茴香二钱　荔核二钱　橘核一钱　楝核一钱　归尾三
钱香附三钱　白术二钱　乌药二钱　猪苓二钱　泽泻二钱
桂枝一钱　槟榔一钱　茯苓三钱　白芍二钱

前阴暴缩，或兼转筋入腹者，肝肾之虚寒也，宜加味四逆汤。

干姜二钱　附子二钱　乌头一钱，炮　当归三钱　人参二钱　茯苓三钱　甘草二钱，炙

阴囊缩入，兼见舌卷心热者，肝经之热邪也，宜生犀泻肝汤。

生地三钱　犀角二钱　白芍三钱　大黄一钱　当归二钱知母三钱　苁蓉三钱

阴茎虫蚀，以及妇人阴蚀者，古之狐惑病也，宜外洗苦参汤。

苦参、雄黄煎洗，亦可内服龙胆泻肝汤。

后阴

后阴脱出，屎后良久乃入者，中气下陷故也，宜补中益气汤。

党参三钱　白术三钱　黄芪三钱　当归二钱　大枣三枚柴胡一钱　升麻二钱　生姜三片　甘草二钱，炙　陈皮一钱

后阴疮痔，一切肿痛诸苦者，阳明之血燥也，宜麻仁地榆汤。

麻仁三钱　地榆三钱　当归三钱　白芍二钱　杏仁二钱银花一钱　黄芩三钱　黄连一钱　槐实二钱　桔梗一钱　生地三钱　牛蒡子二钱

大便

大便不通，口渴而小便黄者，阳明之燥结也，宜加味承气汤。

生地三钱　花粉三钱　大黄二钱　芒硝一钱　枳壳一钱　厚朴二钱　甘草一钱

大便不通，口和而小便清者，脾寒气凝结也，宜加味理中汤。

当归三钱　白芍三钱，炒　人参二钱　白术二钱　干姜一钱　甘草一钱

大便溏泄，其色青白完谷者，脾经寒湿气也，宜加味胃苓汤。

苍术二钱　陈皮二钱　甘草一钱，炙　茯苓三钱　桂枝二钱　附子二钱　大枣四枚　白术三钱　党参二钱　猪苓二钱　泽泻二钱　肉蔻一钱　干姜一钱　白芍二钱

大便溏泻，其色浊垢胶腻者，肠中之湿热也，宜清热涤肠汤。

杏仁三钱　滑石二钱　木通二钱　厚朴二钱　黄芩三钱　车前子一钱　栀子二钱　绿豆三钱　甘草二钱　泽泻二钱　生地三钱　白芍三钱　黄连二钱　当归二钱

大便溏泄，必在五更时分者，肾寒而侮脾也，宜加味四神丸。

附子二钱　肉蔻二钱　白术三钱　茯苓三钱　大枣四枚

甘草一钱，炙　吴茱萸二钱　干姜一钱　人参三钱　五味子一钱　生姜三片　粟壳一钱

大便完谷，食入即刻利出者，肺热而暴注也，宜泻肺止利汤。

黄芩二钱　知母三钱　黄连二钱　大黄一钱　石膏三钱桔梗一钱　葛根二钱　桑皮二钱　人参二钱　生地三钱　白芍二钱　粟壳一钱

便泻赤白，下部逼胀难通者，湿热郁为痢也，宜加减芍药汤。

柴胡一钱　当归二钱　白芍三钱　甘草一钱　槟榔二钱葛根三钱　杏仁三钱　桔梗二钱　木香二钱　黄芩二钱　黄连二钱　绿豆三钱　银花一钱　荷叶二钱

便痢纯赤，或见口渴溺赤者，热结在血分也，宜地榆白头翁汤。

黄连二钱　黄芩二钱　黄柏二钱　秦皮三钱　地榆三钱白头翁三钱　当归二钱　白芍三钱　丹皮二钱　银花炭一钱

下痢纯白，但见里急下重者，热郁在气分也，宜膏芩清痢散。

黄芩二钱　石膏二钱　兜铃二钱　防己二钱　银花二钱知母三钱　杏仁三钱　滑石二钱　枳壳一钱　荷梗三钱　白芍三钱　甘草一钱

下痢噤口，其人饮食不纳者，邪热伤中气也，宜人

参开噤汤。

人参三钱　黄连二钱　黄芩三钱　石膏三钱　知母三钱
连翘二钱　木香一钱　花粉三钱　麦冬三钱　桔梗一钱　葛
根二钱　银花一钱　荷梗二钱　甘草一钱

大便久痢，诸药不能禁止者，寒热之错杂也，宜姜
连四神丸。

干姜二钱　黄连二钱　乌梅四枚　白芍三钱　甘草一钱

小便

小便赤短，别无外证内伤者，小肠经火气也，宜加
味导赤散。

生地三钱　木通二钱　草梢一钱　竹叶一钱　滑石二钱
山栀三钱　黄芩三钱

小便白浊，甚则尽如米饮者，脾经之湿气也，宜萆
薢分清饮。

萆薢一钱　菖蒲二钱　甘草一钱　益智二钱　乌药三钱
神曲一钱　青盐五分

小便短涩，每溺则涩而痛者，膀胱之热淋也，宜车
前五淋散。

当归三钱　白芍三钱　赤苓三钱　栀仁三钱　甘草一钱
灯心草三分　车前子一钱

小便不通，点滴俱不能出者，膀胱之热结也，宜滋
肾通关丸。

黄柏三钱　知母三钱　肉桂三分

小便带血，或兼茎中割痛者，热动胞中血也，宜加味五淋散。

当归三钱　赤芍二钱　甘草一钱　牛膝一钱　郁金一钱
生地三钱　胆草一钱　白芍三钱　栀仁二钱　灯心草五分
桃仁三钱　木通一钱　车前子一钱　麝香三厘

小便不通，诸药俱不效验者，气道迫塞故也，宜通气麻杏汤。

麻黄七分　杏仁三钱　甘草一钱

小便过多，以及遗溺不禁者，膀胱与肾寒也，宜附子温肾丸。

附子二钱　肉桂一钱　熟地三钱　山茱萸三钱　白术三钱　青盐五分

医学见能　卷二

蜀都唐宗海容川　著

寒热

发热恶寒，皮毛洒淅无汗者，风寒闭肤表也，宜原方麻黄汤。

麻黄七分　桂枝二钱　杏仁三钱　甘草一钱，炙

发热恶风，翕翕然而自汗者，风寒袭腠理也，宜原方桂枝汤。

桂枝二钱　白芍三钱　甘草二钱，炙　大枣四枚　生姜三片

但热不寒，口干舌燥便黄者，阳明之燥热也，宜原方白虎汤。

石膏三钱　知母三钱　甘草一钱　粳米二钱

但寒不热，并无燥渴等症者，少阴之阳虚也，宜长沙附子汤。

附子二钱　白术三钱　人参二钱　茯苓三钱　白芍二钱

皮肤发热，夜晚潮热更甚者，阴血不濡阳也，宜当归补血汤。

当归三钱　生地三钱　黄芪二钱　人参二钱　黄芩三钱夜交藤一钱　山茱萸三钱　百合三钱　麦冬三钱　黄柏二钱龟板二钱　慈竹叶一钱

子午发热，睡后更觉盗汗者，虚劳骨蒸热也，宜柴胡清蒸汤。

柴胡一钱　黄芩三钱　当归二钱　白芍三钱　生地三钱丹皮一钱　桃仁二钱　蒲黄三钱　鳖甲二钱，炙黄　胆草二钱茯苓三钱　贝母二钱　杏仁三钱　甘草一钱

寒热往来，发作有定时候者，少阳经疟疾也，宜独活黄芩汤。

独活五分　黄芩三钱　知母三钱　柴胡三钱　羌活五分花粉三钱　槟榔一钱　厚朴一钱　枳壳一钱　杏仁三钱　炒栀三钱　石膏三钱

朝发潮热①，入夜则又退热者，阳气陷入阴也，宜补中益气汤。

人参二钱　白术三钱　甘草二钱　陈皮一钱　茯苓三钱黄芪一钱　升麻一钱　当归三钱　柴胡一钱　生姜三片　大枣四枚

---

　①　朝发潮热：秦伯未批校版中为"朝发寒冷"。

身热面赤，下利清水完谷者，里寒而外热也，宜加味白通汤。

干姜二钱　附子二钱　葱白五根　甘草一钱　猪胆一个

身热面赤，烦躁欲卧泥水者，阴甚而格阳也，宜益元艾附汤。

人参二钱　干姜二钱　附子二钱　艾叶一钱　白术二钱
黄连一钱　甘草一钱　知母三钱　五味子一钱　故纸二钱
香附一钱

春月发热，气喘而口干渴者，感风热之气也，宜加减麻杏汤。

杏仁三钱　麻黄八分　石膏三钱　甘草一钱　僵蚕三钱
知母三钱　花粉三钱　连翘二钱　银花二钱　白芍三钱　蝉蜕七个　菊花一钱　牛蒡子一钱

夏月发热，口渴而心烦懊恼者，伤暑热之气也，宜加味六一散。

炒栀三钱　麦冬二钱　滑石三钱　甘草一钱　黄芩二钱
花粉三钱　杏仁三钱　香薷一钱　厚朴二钱　木通二钱　石膏三钱　荆芥一钱　知母三钱　银花二钱

呕吐

呕吐不食，水饮不得入口者，火热相拒隔也，宜人参干姜汤。

人参三钱　黄连三钱　黄芩三钱　干姜五分

呕吐能食，食入实时吐出者，两热相争冲也，宜酒蒸大黄汤。

大黄三钱　甘草一钱

食久乃吐，兼见大腹胀满者，脾经乏火化也，宜姜附六君汤。

人参二钱　白术三钱　茯苓三钱　甘草一钱　半夏二钱
陈皮一钱　干姜一钱　附子二钱

食久乃吐，兼见胸前胀满者，胃腑之虚寒也，宜香砂养胃汤。

木香二钱　砂仁二钱　白术二钱　茯苓三钱　陈皮一钱
半夏二钱　人参二钱　甘草一钱　大枣四枚　生姜三片

食久乃吐，吐出多带水液者，肾部之虚寒也，宜仲景真武汤。

白术三钱　茯苓三钱　白芍三钱　生姜三片　附子三钱

食久乃吐，吐出多带酸水者，肝脏有寒热也，宜仲景乌梅丸。

乌梅三枚　人参二钱　黄柏二钱　黄连二钱　当归三钱
干姜一钱　细辛五分　桂枝一钱　附子二钱　花椒一钱

单吐痰涎，或兼咳嗽头痛者，胃中有痰饮也，宜加味二陈汤。

陈皮二钱　半夏二钱　茯苓三钱　甘草一钱　生姜三片
竹汁一勺　黄芩三钱

单吐酸水，或兼头痛如破者，肝寒气上逆也，宜加味左金丸。

吴茱萸二钱　黄连一钱　人参二钱　茯苓三钱　细辛五分
苡仁三钱

呕吐不止，兼见腹痛下利者，脾气之虚脱也，宜附子理中汤。

附子二钱　白术三钱　人参二钱　甘草一钱，炙　干姜
一钱

呕吐发热，或兼口苦胸满者，少阳之逆气也，宜原方柴胡汤。

柴胡一钱　黄芩三钱　人参二钱　生姜三片　半夏三钱
甘草一钱，炙　大枣四枚

猝然呕吐，兼见发闷恶心者，感瘴疬异气也，宜藿香正气散。

白术三钱　半夏三钱　茯苓三钱　白芷二钱　腹皮二钱
生姜三片　砂仁二钱　厚朴一钱　陈皮一钱　桔梗一钱　紫
苏一钱　藿香一钱　甘草一钱　大枣四枚

咳嗽

外感咳嗽，吐痰清白而涎者，伤寒有水气也，宜小青龙汤原方。

桂枝二钱　半夏三钱　麻黄七分　甘草一钱，炙　干姜
一钱　细辛五分　白芍二钱　五味子一钱

外感咳嗽，吐痰黄色而黏者，伤风动火气也，宜新方麦冬汤。

麦冬三钱　黄芩二钱　桔梗一钱　桑皮二钱　瓜蒌三钱 杏仁三钱　贝母三钱　柴胡三钱　茯苓三钱　紫菀二钱　薄荷一钱　花粉三钱　枳壳一钱　甘草一钱

久咳上气，痰涎多而声易者，肺肾之阳虚也，宜加味真武汤。

白术三钱　茯苓三钱　白芍三钱　五味子七分　附子三分　干姜二分　细辛五分

久咳上气，声干涩而痰凝者，肺肾之阴虚也，宜加味猪苓汤。

阿胶二钱　百合三钱　麦冬三钱　贝母一钱　泽泻二钱 滑石二钱　猪苓二钱　五味子七分　茯苓三钱　丹皮二钱 海蛤一钱　生地三钱

小儿咳嗽，连呛数十声者，肝血之不和也，宜加味逍遥散。

当归二钱　白芍二钱　茯苓三钱　柴胡二钱　煨姜二钱 薄荷一钱　丹参二钱　香附二钱　半夏二钱　黄芩二钱　五味子七分　丹皮二钱　白术二钱　甘草一钱

妇人干咳，由于经水不行者，冲任之气逆也，宜变化柴胡汤。

柴胡三钱　香附三钱　元胡二钱　当归三钱　丹皮三钱

茯苓三钱　贝母三钱　黄芩二钱　麦冬三钱　牛膝一钱　桃仁二钱　半夏二钱　白芍三钱　甘草一钱

喘齁

气紧喘促，鼻塞声音不利者，风寒闭肺窍也，宜苏子降气汤。

苏子二钱　半夏一钱　当归二钱　陈皮二钱　生姜二钱厚朴一钱　沉香一钱　前胡三钱　柴胡二钱　甘草一钱

气喘而促，审系呼出气短者，内有停水饮也，宜二陈五苓散。

半夏二钱　五味子五分　甘草一钱　陈皮二钱　白术二钱　猪苓二钱　泽泻二钱　茯苓三钱　桂枝二钱　细辛五分

气喘而促，审系吸入气短者，肾中之气虚也，宜八味肾气丸。

熟地三钱　山药二钱　茯苓三钱　丹皮三钱　肉桂一钱附子三钱，炮　泽泻三钱　山茱萸二钱

齁鼾有声，喉中辘辘不利者，痰气为寒阻也，宜破痰射干丸。

射干二钱　半夏二钱　陈皮二钱　百部二钱　冬花二钱细辛五分　五味子五分　干姜一钱　贝母二钱　茯苓三钱郁李仁二钱　皂角一钱，打　枳壳一钱

喘齁气逆，噫咳痰塞溺黄者，肺胃之火逆也，宜清热降逆汤。

生地三钱　白芍三钱　石膏三钱　知母三钱　花粉三钱　射干一钱　甘草一钱　黄芩二钱　枳壳一钱　旋覆二钱　杏仁二钱　赭石三钱　硼砂一钱

失血

骤然吐血，兼见头痛寒热者，外感伤经脉也，宜麻黄芍药汤。

藕节二钱　黄芩一钱　生地二钱　川芎五分　白芍三钱　当归三钱　麻黄八分　丹皮二钱　香附三钱　麦冬三钱　杏仁三钱　蒲黄一钱　枳壳一钱　甘草一钱

吐血口渴，脉洪数而溺赤者，火热伤阴分也，宜加味四生丸。

生地三钱　艾叶一钱　柏叶三钱　荷叶三钱　丹皮三钱　马通①一两，泡，取水　黄芩三钱　酒军七分　知母三钱　花粉三钱　牛膝一钱　茅根三钱

吐血口和，脉弦微而溺清者，阳虚而阴脱也，宜变化理中汤。

党参二钱　黄芪二钱　黑姜八分　甘草一钱　白芍二钱　马通一两，泡，取水　白术二钱　五味子五分　当归三钱　木香一钱　侧柏二钱　醋艾一钱

吐后口渴，血带黑而腹痛者，瘀血积腹里也，宜加

① 马通：白马屎，泡，取水。

味四物汤。

生地三钱　当归三钱　川芎一钱　白芍三钱　桃仁三钱，研　大黄一钱　丹皮三钱　香附三钱　枳壳一钱　降香一钱

吐血之前，必先大发恶心者，血潮而凌心也，宜郁金丹皮汤。

郁金二钱　生地三钱　麦冬三钱　牛膝二钱　五味子七分　丹皮二钱　炒栀二钱　当归二钱　白芍二钱　玉竹二钱　枣仁二钱　知母一钱　朱砂八分，研，冲服　木香二钱

先行咳嗽，然后得吐血证者，肺燥伤阴脉也，宜清燥和血汤。

生地三钱　麦冬三钱　百合二钱　五味子五分　当归三钱　贝母二钱　杏仁三钱　续断二钱　藕节二钱　荆芥一钱　竹茹二钱　蒲黄一钱，炭　红花五分　降香一钱

先行吐血，然后得咳嗽证者，阴阳不相符也，宜调阴和阳汤。

当归二钱　白芍二钱　生地二钱　阿胶一钱　五味子七分　百合二钱　贝母二钱　杏仁二钱　沉香五分　牛膝一钱　白薇二钱　蒲黄一钱　牡蛎二钱　降香一钱

吐血之后，皮肤鱼鳞甲错①者，腹中有干血也，宜大黄䗪虫丸。

———————————————

① 皮肤鱼鳞甲错：秦伯未批校版中为"肌肉鱼鳞甲错"。

大黄一钱　桃仁一钱　虻虫一钱,炒　水蛭二条,炒
甘草一钱　䗪虫二钱　蛴螬一钱　阿胶一钱　当归一钱　荆
芥一钱,炒

大便下血,其下在粪之前者,肠风疮痔类也,宜赤
豆加味散。

当归三钱　地榆三钱　银花一钱　防己一钱　麦冬三钱
牛蒡子三钱　丹皮三钱　白芍二钱　槐角三钱　棕灰一钱
杏仁三钱　黄柏二钱　甘草一钱　赤豆三钱,芽

大便下血,其下在粪之后者,肝脾不统血也,宜仲
景黄土汤。

白术三钱　附子二钱,炮　甘草二钱,炙　生地三钱
黄芩二钱　阿胶二钱　灶心土三钱

通身汗血,甚则沾衣尽赤者,火甚而血溢也,宜加
味六黄汤。

当归三钱　黄连二钱　黄芩三钱　黄柏二钱　蝉蜕一钱
酒军一钱　生地三钱　黄芪二钱　熟地三钱　白芍三钱　竹
茹二钱　杏仁三钱　甘草一钱　地骨皮二钱

鼻中流血,以及齿缝出血者,胃中之燥热也,宜清
凉甘露饮。

生地三钱　熟地三钱　麦冬三钱　天冬三钱　黄芩三钱
枳壳一钱　石斛三钱　茵陈三钱　藕节三钱　蒲黄一钱　牛
膝二钱　甘草一钱　枇杷叶二钱,去毛,蜜炙

遗精

遗精有梦，或兼心烦善怒者，心肝之火邪也，宜龙胆泻肝汤。

柴胡一钱　木通一钱　车前子二钱　炒栀二钱　当归二钱　牡蛎二钱　远志一钱　黄芩二钱　泽泻二钱　生地二钱　胆草二钱　丹皮一钱　甘草一钱　灯心草一束

遗精无梦，或兼阴头寒冷者，肾元之阳虚也，宜加味天雄散。

天雄三钱　桂枝二钱　牡蛎四钱，煅　龙骨三钱，煅　白术四钱　甘草二钱

言语

声音闭塞，鼻窒而喉中紧者，会厌被寒侵也，宜麻黄杏仁汤。

麻黄二钱　杏仁五钱　甘草二钱

言语不利，喉痹而咽生疮者，肺经有痰火也，宜尖贝平肺散。

尖贝二钱　天冬二钱　麦冬三钱　百合二钱　儿茶一钱　牛黄二厘　薄荷五分　知母一钱　石膏二钱八，研　杏仁三钱　冰糖二钱　甘草五分

声音嘶小，喉干而舌不润者，肺金不清利也，宜麦冬旋覆汤。

麦冬三钱　杏仁三钱　桔梗二钱　花粉三钱　旋覆三钱

知母三钱　生地三钱　桑叶二钱　甘草一钱

　　语言謇滞，唇缓而流涎沫者，脾经中风证也，宜资寿解语汤。

　　附子二钱　肉桂一钱　防风二钱　羌活一钱　天麻三钱　枣仁三钱　甘草二钱　羚角一钱　姜汁一钱　竹汁一钱

　　昏冒不语，遗溺直视足废者，心肾经中风也，宜地黄饮子。

　　肉桂一钱　苁蓉二钱　熟地三钱　远志二钱　五味子五分　巴戟二钱　薄荷五分　附子二钱　茯苓三钱　麦冬三钱　菖蒲七分　枣皮二钱　石斛二钱　枸杞二钱

　　狂言见鬼，舌黑而手足热者，胃中有实热也，宜三一承气汤。

　　大黄三钱　芒硝三钱　枳壳二钱　甘草一钱　厚朴二钱

　　出言谩骂，或兼弃衣登高者，痰火迷心神也，宜礞石滚痰丸。

　　大黄三钱　黄芩三钱　沉香一钱，末　礞石一钱，火硝炒

　　出言颠倒，其人痴不识人者，痰入心而癫也，宜朱砂丹矾丸。

　　黄丹三钱，炒　白矾三钱，煅　茶叶一钱　朱砂三钱　猪心血五钱

　　猝倒不言，牙关紧闭不开者，外邪之骤中也，宜吹鼻通关散。

细辛三钱　牙皂三钱

猝倒作声，有如羊犬等状者，风痰发痫证也，宜加味二陈汤。

硼砂一钱　陈皮一钱　半夏一钱　茯苓二钱　甘草一钱防风二钱　麝香一厘　竹茹一钱　白矾七分　枳壳一钱　生姜一钱　前胡一钱　黄芩一钱　郁金一钱　当归一钱　牛黄三厘

心神

心中大烦，舌黑而不得卧者，少阴之阳烦也，宜黄连阿胶汤。

黄连三钱　黄芩三钱　阿胶一钱　白芍三钱　鸡子黄一枚，调下

心中大躁，手足躁扰不安者，少阴之阴躁也，宜加味白通汤。

干姜二钱　附子三钱　葱白三钱　甘草一钱　胆汁七分知母二钱　麦冬三钱　牛膝一钱

心中怔忡，跳动如舂碓臼者，心脾之血虚也，宜加味归脾汤。

白术二钱　麦冬二钱　茯神二钱　党参二钱　远志一钱枣仁二钱　当归二钱　黄芪二钱　白芍二钱　五味子七分龙眼三枚　甘草一钱　乳香一钱　没药一钱

心悸而怯，常欲叉手冒心者，水气凌心也，宜桂苓

甘枣汤。

桂枝三钱　茯苓三钱　甘草一钱　大枣三枚

心惊而惕，神魂不能自主者，心虚而气浮也，宜桂枝龙牡汤。

桂枝三钱　甘草二钱,炙　附子三钱　龙骨三钱　牡蛎三钱

心神恍惚，入夜则多烦梦者，心血虚有火也，宜原方安神丸。

当归三钱　生地三钱　黄连二钱　朱砂一钱　甘草一钱

心神恍惚，每事不能记忆者，有火兼有痰也，宜加味安神丸。

龙骨三钱　牡蛎三钱　茯神三钱　菖蒲一钱　枣仁三钱
生地三钱　黄连一钱　朱砂一钱　远志一钱　五味子一钱
当归三钱　甘草一钱　贝母二钱　麦冬三钱

心神不定，起居百般不安者，百脉皆合病也，宜加味百合汤。

党参三钱　白芍三钱　百合三钱　生地三钱　玉竹三钱
茯神三钱　枣仁三钱　麦冬三钱　百部二钱　五味子一钱
贝母三钱　滑石三钱

斑黄

发斑红紫，身热口中干渴者，阳明经血热也，宜加减三黄汤。

花粉三钱　犀角一钱　黄芩三钱　黄柏二钱　炒栀三钱

蝉蜕七个　银花三钱　白芍三钱　枳壳二钱　杏仁一钱　归尾三钱　石膏三钱

发黄明亮，兼见口渴溺赤者，脾经之湿热也，宜茵陈栀子汤。

炒栀三钱　黄柏二钱　茵陈五钱　甘草一钱

发黄黑暗，兼见口和不渴者，脾经之寒湿也，宜茵陈五苓散。

桂枝三钱　白术三钱　茯苓三钱　猪苓三钱　泽泻三钱茵陈三钱

出汗

发热出汗，时见恶风洒洒者，伤风之外证也，宜防风和营汤。

防风二钱　白芍二钱　荆芥一钱　紫苏一钱　香附一钱杏仁一钱　白芷二钱　陈皮一钱　当归二钱　甘草二钱　生姜一钱　大枣二枚

睡后出汗，醒时则汗收者，阴虚而盗汗也，宜当归六黄汤。

熟地三钱　生地三钱　当归三钱　黄芩二钱　黄连一钱黄柏二钱　黄芪二钱

醒时汗出，睡后则汗收者，阳虚而自汗也，宜参芪术附汤。

人参三钱　黄芪三钱　白术三钱　附子三钱

肿胀

先首肿起，以下及手足者，伤于外之湿也，宜加味五皮汤。

陈皮二钱　苓皮二钱　腹皮二钱　姜皮二钱　桑皮二钱
麻黄七分　桂枝二钱　杏仁三钱　甘草一钱　大枣二枚

先脚肿起，以上及腹股者，内之水不行也，宜原方真武汤。

白术三钱　白芍三钱　茯苓三钱　生姜二钱　附子二钱

肿胀溺赤，或兼口渴脉数者，阳郁而水壅也，宜加味五皮饮。

桑皮三钱　茯苓二钱　腹皮二钱　白芍二钱　知母三钱
青木香一钱　防己一钱　滑石三钱　黄芩三钱　当归一钱
车前子三钱　杏仁三钱

肿胀溺清，其口不渴脉沉者，阴结而水停也，宜原方真武汤。

白术三钱　附片三钱　白芍三钱　茯苓三钱　生姜三钱

单腹肿大，其人四肢瘦削者，脾虚而血结也，宜加味逍遥散。

白术三钱　茯苓三钱　薄荷一钱　煨姜二钱　柴胡一钱
蚯蚓一钱　香附三钱　灵脂三钱　乳香一钱　腹皮二钱　防
己一钱　苏梗一钱　当归三钱　白芍三钱

饮食

饥而思食，每食又不能多者，脾强而胃弱也，宜重订助胃丸。

苍术二钱　甘草一钱　砂仁二钱　陈皮二钱　生姜一钱
吴茱萸一钱　半夏二钱　白蔻一钱　檀香一钱　党参三钱
茯苓二钱　大枣二枚

食而善饱，每饱又作反胀者，胃强而脾弱也，宜抑胃扶脾汤。

麦冬三钱　黄连二钱　党参三钱　白术三钱　山药二钱
木香一钱　白芍二钱　麦芽二钱　黄精三钱　甘草一钱

不善于食，而并不思饮食者，脾胃两皆虚也，宜建中复理汤。

桂枝二钱　白芍三钱　饴糖三钱　党参三钱　白术三钱
干姜一钱　甘草一钱　大枣三枚

喜饮冷水，以及消渴不止者，胃中虚热故也，宜原方甘露饮。

生地三钱　熟地三钱　天冬三钱　麦冬三钱　黄芩三钱
枳壳一钱　石斛三钱　茵陈三钱　甘草一钱　枇杷叶三钱

喜饮热汤，或兼腹痛厥利者，脾部之虚寒也，宜附子理中汤。

附子三钱　　白术三钱　　人参三钱　　干姜①二钱　　甘草一钱，炙

伤食腹痛，兼见吐酸嗳腐者，宿食停不去也，宜加减平胃散。

苍术二钱　　陈皮二钱　　厚朴一钱　　甘草一钱　　大黄一钱　　生姜一钱　　神曲二钱

食入气呛，因而哽噎不下者，肺气不下降也，宜降肺平胃散。

百合三钱　　阿胶二钱　　半夏三钱　　麦冬三钱　　杏仁三钱　　枳壳一钱　　细辛五分　　五味子七分

食必饮送，无饮即不下咽者，胃气不下降也，宜甘蜜半夏汤。

半夏三钱　　党参三钱　　白蜜一两　　甘澜水一斤

饮伤腹满，兼见小便不利者，膀胱气不化也，宜原方五苓散。

白术三钱　　茯苓三钱　　猪苓三钱　　泽泻三钱　　桂枝二钱

起居

转侧艰难，以及屈伸不利者，少阳之枢逆也，宜当归柴胡汤。

---

① 干姜：原文为"生姜"，整理人改为"干姜"，此方是以甘草干姜汤作为遣方用药的基础。

当归三钱　白芍二钱　柴胡一钱　秦艽二钱　竹茹二钱甘草一钱　丹参三钱　玉竹二钱　僵蚕三钱　银花二钱　黄芩三钱　半夏二钱

身体沉重，四肢运动艰滞者，脾经有湿气也，宜和脾利湿汤。

白术三钱　防己二钱　木通二钱　茯苓三钱　苍术二钱泽泻二钱　淡竹叶二钱

倒仆

猝倒地下，其症手撒目闭者，中风虚脱证也，宜急救三生饮加味。

附子二钱，生　川乌二钱，生　南星三钱，生　人参三钱

猝倒地下，其象手握口噤者，中风实闭证也，宜吹鼻通关散。

生半夏三钱　麝香一分　牙皂末二钱　白矾二钱　细辛二钱　为末，吹鼻中。

掣动

角弓反张，以及向后跌仆者，太阳经痉病也，宜防风竹茹汤。

防风三钱　生地三钱　白芍一钱　葛根三钱　荆芥二钱花粉三钱　竹茹三钱　僵蚕三钱

头低足缩，以及向前跌仆者，阳明经痉病也，宜清

阳已痉汤。

　　生地三钱　麦冬三钱　玉竹三钱　石膏三钱　芒硝二钱
酒军二钱　甘草一钱

　　一边手足牵引搐搦不用者，少阳经痉病也，宜加味
柴胡汤。

　　柴胡三钱　黄芩二钱　生姜二钱　甘草一钱　党参二钱
生地三钱　羚角一钱　花粉三钱　白芍三钱　当归二钱

　　筋惕肉动，振振然欲擗地者，寒水干筋肉也，宜苡
仁真武汤。

　　白术三钱　茯苓三钱　甘草一钱　附子三钱　生姜三钱
苡仁三钱　桂枝二钱　白芍二钱

　　四肢拘急，以及疼痛难忍者，寒甚筋收引也，宜桂
枝附子汤。

　　桂枝二钱　附子一钱五分　白芍二钱　甘草一钱　生姜
三片　大枣二枚

　　四肢酸痛，以及焦痿不用者，火甚筋灼枯也，宜大
剂补阴丸。

　　黄柏三钱　知母三钱　熟地三钱　龟板三钱　羚角二钱
牛膝二钱　白芍三钱　防己一钱　当归三钱　玉竹三钱

　　四肢软弱，步履疲怠不收者，湿甚筋纵弛也，宜利
湿燥筋汤。

苡仁三钱　木瓜一钱　防己一钱　桂枝二钱　甘草一钱

虫蛊

吐虫虫痛，或见舌起白花者，肾风木所生也，宜仲景乌梅丸。

当归三钱　党参二钱　花椒二钱　黄柏二钱　乌梅三钱
干姜二钱　附子二钱　细辛二钱　黄连三钱　桂枝二钱

口咽生虫，以及二阴生虫者，古名狐惑病也，宜新制化虫丹。

花椒二钱　雄黄二钱　枯矾一钱　铅粉一钱　乌梅一钱
黄连二钱　甘草五分

误中虫毒，食白矾而反甜者，邪变入脏气也，宜经验吐利汤。

升麻三钱　郁金三钱

鬼祟

乍醒乍昏，寒热面色无定者，鬼怪附人身也，宜移精变气散。

虎骨三钱　牡蛎三钱　犀角二钱　天麻三钱　黄芪三钱
桂枝三钱　龙骨三钱　羚角三钱　麝香三分　鹿角三钱　人
参三钱　茯神三钱

癫狂如见鬼，以及潮热谵语者，神魂被火乱也，宜加减龙荟丸。

栀子一钱五分　　黄连五分　　黄芩一钱五分　　木香六分　　麝香五厘　　黄柏二钱　　酒军三钱　　生地四钱　　杏仁三钱　　厚朴八分　　甘草八分　　丹皮一钱五分　　胆草二钱　　芦荟一钱

医学
见能　　卷三

蜀都唐宗海容川　著

妇人调经

经水先期，其血紫黑烦怒者，血分中有热也，宜加味四物汤。

生地三钱　当归三钱　白芍三钱　川芎一钱　丹皮三钱
黄芩三钱　香附三钱　柴胡二钱　地骨皮三钱　竹茹三钱

经水后期，其血淡白疼痛者，血分中有寒也，宜当归和血汤。

当归三钱　白芍三钱　桂枝三钱　细辛五分　艾叶三钱
阿胶三钱　甘草一钱　生地三钱　木通一钱　香附三钱　大
枣三枚　半夏三钱　茯苓三钱　生姜一钱

经水过多，以及漏下不止者，冲任之虚崩也，宜千金胶姜汤。

生地三钱　川芎一钱　白芍三钱　当归三钱　鹿角霜二
钱　牡蛎三钱　艾叶二钱　阿胶二钱　甘草一钱　炮姜一钱

附子二钱　棕炭一钱

经水过少，以及干枯发热者，胞宫之血虚也，宜加味四物汤。

人参一钱五分　麦冬二钱　当归二钱　川芎八分　白芍一钱五分　生地三钱　阿胶一钱五分　枣仁三钱　乌药一钱　远志一钱　香附一钱五分　茯苓三钱　甘草八分

经前腹痛，以及行经不利者，血分有瘀滞也，宜加味香苏散。

当归三钱　白芍三钱　陈皮二钱　元胡二钱　桃仁三钱　香附三钱　苏梗三钱　柴胡二钱　丹皮三钱　甘草一钱

经后腹痛，以及经水减少者，血虚不足也，宜加味补血汤。

黄芪三钱　当归三钱　白术三钱　人参三钱　香附二钱　川芎一钱　熟地三钱

漏下白物，有如米饮不绝者，脾湿而带下也，宜茵陈四苓汤。

茵陈三钱　茯苓三钱　猪苓三钱　菖蒲一钱　泽泻三钱　萆薢三钱　甘草一钱　有寒加益智、桂枝，有热加黄芩、黄柏。

妇人安胎

胎中呕吐，数次发恶不休者，脾胃气阻滞也，宜香砂六君汤。

木香一钱　砂仁二钱　白术三钱　茯苓三钱　党参三钱

陈皮三钱　半夏二钱　甘草一钱　生姜三片　大枣二枚

胎中心烦，兼见口渴头晕者，心胃之虚火也，宜安胎清火汤。

当归三钱　白芍二钱　黄芩一钱五分　白术三钱　沙参一钱五分　泽泻三钱　知母二钱　麦冬一钱五分　茯苓三钱竹叶一钱五分

胎中腰痛过甚，则恐胎堕者，带脉之懈弛也，宜加味固胎丸。

杜仲三钱　熟地三钱　故纸三钱　当归三钱　淮药三钱续断三钱　白术三钱　人参一钱

胎中腹痛，痛甚亦能堕胎者，胎气之不和也，宜调气安胎饮。

当归三钱　木香一钱　白芍一钱五分　香附一钱五分苏梗一钱五分　茯苓三钱　苎麻根二钱

胎前屎结，以及口干恶热者，血虚而胎燥也，宜麻仁养血汤。

火麻仁三钱　杏仁三钱　当归三钱　白芍二钱　黄芩一钱五分　麦冬二钱　甘草八分

胎前溺黄，以及黄浊不利者，胞热而水滞也，宜龙胆清热汤。

胆草一钱五分　当归三钱　生地四钱　栀子一钱五分黄芩一钱五分　泽泻二钱　白芍一钱五分　木通八分　草梢八

分 淡竹叶一钱五分

胎胞下压，小便不得下出者，胞系之不举也，宜八味肾气丸。

熟地三钱　枣皮三钱　山药三钱　茯苓三钱　泽泻三钱肉桂二分　附片五分　丹皮一钱五分　麦冬一钱五分　玉竹一钱五分

胎胞上逼，心中烦闷不安者，血虚而火迫也，宜养胃清降汤。

人参一钱　白术三钱　白芍一钱五分　淮药三钱　当归二钱　阿胶一钱五分　茯苓三钱　麦冬一钱五分　甘草八分大枣二枚　生地三钱　枣仁三钱

胎前水肿，以及腹中胀满者，胞宫水不化也，宜加味防己汤。

防己二钱　泽泻三钱　腹皮二钱　姜皮一钱五分　桔梗八分　苓皮三钱　桑皮一钱五分　杏仁三钱　草梢八分　当归二钱

胎前咳嗽，以及呛呕不安者，子咳与子呛也，宜调肺平肝汤。

桔梗八分　枳壳一钱五分　杏仁三钱　茯苓三钱　前胡一钱五分　当归一钱五分　生地三钱　百合三钱　麦冬一钱五分紫菀一钱五分

妇人保产

将产之期，预备滑胎催生者，必调和气血也，宜保产无忧散。

当归一钱五分　川芎一钱五分　白芍二钱　黄芪八分
菟丝子一钱　厚朴七分　艾叶七分　芥穗八分　枳壳六分
贝母一钱　羌活五分　甘草五分　生姜一片

临产催生，交骨结而不开者，血气不活动也，宜加味佛手散。

当归五钱　川芎三钱　龟板八钱　血余炭三钱

新产之初，腹痛头晕等症者，瘀血相攻冲也，宜加味失笑散。

当归三钱　川芎二钱　灵脂二钱　蒲黄一钱五分　童便一杯

产后瘀尽，诸虚百损并见者，气血大亏损也，宜十全大补汤。

生地三钱　白芍二钱　川芎一钱　党参三钱　白术三钱
茯苓三钱　当归二钱　甘草八分　肉桂三分　黄芪三钱

小儿外证

小儿发热，兼见恶寒头痛者，太阳经伤寒也，宜人参败毒散。

人参二钱　羌活二钱　独活二钱　柴胡二钱　前胡三钱
川芎一钱　桔梗三钱　茯苓三钱　枳壳一钱　甘草一钱　葛

根二钱　大枣二枚　葱白一根　生姜三片

小儿口噤，手足抽掣痰潮者，伤风动痰火也，宜羌活息风汤。

羌活一钱　南星一钱五分　竹汁二钱　半夏二钱　生地三钱　防风一钱　僵蚕三钱　天麻一钱五分　姜汁五滴　黄芩一钱五分　甘草八分　枳壳一钱五分　犀角二分　羚角三分

小儿内伤

初生小儿，屈腰啼叫不休者，瘀血积腹内也，宜用下瘀汤。

桃仁三钱　灵脂三钱　丹皮一钱五分　木香一钱　枳壳二钱　厚朴一钱

小儿腹痛，以及胀满吐泻者，总责太阴经也，宜香砂六君汤。

木香一钱　砂仁二钱　白术三钱　茯苓三钱　党参三钱　陈皮三钱　半夏二钱　甘草一钱　生姜三片　大枣二枚

小儿食积，手足热而腹痛者，脾胃不运化也，宜加减平胃散。

苍术一钱　陈皮一钱五分　厚朴一钱　甘草八分　神曲三钱　麦芽三钱　山楂二钱　黄连三分　生姜三片　白芍二钱

小儿黄瘦，以及腹大潮热者，脾胃之疳疾也，宜已疳胡连汤。

枳壳一钱五分　山楂一钱五分　麦芽三钱　芜荑一钱五分
胡黄连二钱　白芍一钱五分　生姜二片　甘草一钱　腹皮一
钱　银柴胡二钱

外科疮科

疮痈初起，红肿而极痛痒者，风火血相结也，宜消
散撤痛散。

归尾三钱　红花八分　赤芍一钱五分　银花三钱　黄连
二分　杏仁三钱　紫苏一钱五分　甘草一钱　黄柏一钱五分
荆芥一钱五分　连翘三钱　花粉三钱　黄芩一钱五分　乳香八
分　防己二钱

痈疽初起，白陷而不痛痒者，气滞寒痰聚也，宜宣
阳撤疽汤。

麻黄八分　桂枝一钱五分　乳香八分　没药八分　煨姜
一钱五分　大枣三枚　黄芪三钱　远志一钱　蔻壳八分　甘
草一钱

凡疮初起，无论红白寒热者，当破血行气也，宜外
敷百效散。

白芷六分　南星一钱五分　细辛五分　川乌八分　草乌
一钱　陈皮二钱　姜黄一钱　大黄一钱五分　黄连三分　黄
柏一钱五分　栀子一钱五分　远志一钱　雄黄一钱　五谷虫三
钱　白矾一钱　白及一钱　共为细末，醋酒合调蒸热，厚敷即散。
已成者，留顶即穿。

凡疮已成，欲其化脓速溃者，当排脓内托也，宜黄芪托里汤。

黄芪三钱　当归三钱　皂刺一钱五分　山甲一钱五分
远志一钱　银花三钱　花粉三钱　生姜三片　大枣三枚　甘草一钱

凡疮已溃，脓腐不能速去者，当化腐去毒也，宜消凝还肌丹。

巴豆一钱　雄黄一钱　共为末，炒至黑色，研细，纳疮孔中，化腐提脓。再用乳香、没药炒过，加麝香少许研末，提脓生肌，再加珍珠更妙，外贴万应膏。

疮后阳虚，食少体寒便滑者，卫气不充足也，宜十全大补汤。

人参一钱五分　茯苓三钱　甘草二钱　生地二钱　当归三钱　川芎二钱　白芍二钱　黄芪三钱　肉桂四分　生姜二片　大枣四枚　白术二钱

疮后阴虚，烦渴便黄发热者，营血不滋养也，宜四物养营汤。

生地三钱　当归三钱　川芎一钱五分　白芍一钱五分
玉竹二钱　党参二钱五分　茯苓三钱　麦冬一钱五分　连翘三钱　银花三钱　杏仁三钱　竹茹一钱五分　甘草八分

刀伤

刀伤破损，出血多少不止者，忌风并忌水也，宜止血封肌丹。

花蕊石一钱半，火浸一昼夜，醋淬　乳香一钱半，炒　没药一钱半，炒　为末，加麝香少许掺上。包裹之。

刀伤亡血，口渴心烦气喘者，阴亡而阳越也，宜滋阴养阳汤。

人参三钱　黄芪三钱　麦冬三钱　五味子一钱　枣仁三钱　熟地四钱　白芍二钱　当归二钱　川芎二钱　茯苓三钱　甘草一钱

刀伤冒风，发肿发痉发抽者，血虚筋失养也，宜滋血养肝汤。

生地三钱　当归三钱　白芍二钱　竹茹一钱五分　秦艽一钱五分　续断二钱　花粉三钱　元参一钱五分　麦冬一钱五分　黄芩一钱五分　钩藤三钱　苏梗一钱　僵蚕三钱　甘草一钱　外用葱白，蝉蜕末，炒热包伤口。

刀伤溃烂，成脓流水不止者，血瘀而化脓也，宜提脓化瘀散。

花蕊石一钱五分　乳香一钱五分　没药一钱五分　龙骨二钱，煅　冰片为末纳入，外贴感应膏。

刀伤肚破，但未穿肠洞胃者，可缝治联合也，宜补腹纳肠方，破处不可沾水，不可沾油，宜缓缓将肠纳入腹中，用桑皮抽作线缝合之，外敷止血封肌用绵缎裹之，或用丝线，麻油润过亦可。

自刎项伤，但是软喉未断者，可急救缝合也，宜救急复生散。

真血竭末三分　白及末二钱　共研极细敷上。再用线缝之，绸裹之。

跌打

四肢头面，跌打损伤疼痛者，经络有死血也，宜通瘀达滞汤。

归尾三钱　红花一钱　荆芥一钱　桃仁三钱　紫苏一钱五分　续断二钱　丹皮一钱五分　白芍一钱五分　川芎八分　乳香八分　没药八分　竹茹一钱五分　蚯蚓二条　甘草一钱　童便半杯冲服　如接骨再加自然铜为末，重煎冲服。

腰腹胸背，跌打损伤疼痛者，膜内有死血也，宜化瘀逐血汤。

蒲黄一钱五分　丹皮一钱五分　灵脂一钱五分　桃仁二钱　赤芍一钱五分　归尾二钱　牛膝二钱　续断二钱　白芍二钱　荆芥一钱五分　甘草八分　童便半杯冲服

跌打损伤，无论何处肿痛者，当散血使消也，宜火煨酒调散。

官桂四分　丁香十只　小茴香八分　八角八分　红米八分　火酒一杯　调加水少许，火煨热敷，用布包裹之。

医学见能

医学
见能

卷四

蜀都唐宗海容川　著

救急各方

误吞鸦片，顷刻心烦意乱者，血涩而气闭也，宜吐利消毒散。

胆矾一钱　甘草一钱　白蜜煎服即吐，连进二次，吐二三次，再用大黄、巴豆、川贝、麝香、黄芩、栀子、白芍、甘草为丸，开水吞下立愈。又柿油亦名柿漆，灌下即愈。又猕猴参磨煎服之即愈。

误中菌毒，呕吐烦乱欲死者，胸伤而气逆也，宜清胸涤毒饮。

地浆水一两　绿豆四钱　甘草三钱　银花三钱　滑石四钱

中一切毒，无论药石虫蛇者，皆风痰热毒也，宜解毒万应丹。

雄黄一钱　白矾一钱　犀角四分　连翘三钱　银花三钱甘草一钱　滑石三钱　防风一钱　绿豆四钱　射干一钱　水

煎，微冷服。

中煤烟毒，昏眩迷闷如死者，炭气闭肺窍也，宜清凉解热浆。

莱菔汁冷服为第一方；又冷水自胸面灌服之；又置冷地，风吹则解，后煎黄连石膏芒硝汤服之。

误吞铜铁，急切不能吐出者，当速下使去也，宜金火并符丹。

木炭上白色无烟坚实者为末，调米泔水服，即相裹而下。又石蟹磨服亦妙。

跌压猝死，血气伤损昏迷者，须曲拳紧抱也，宜热马溺灌之。如无马溺，用童便灌之，再用桃仁、红花、麝香、酒军、童便并服。

梦魇猝死，僵卧呼叫不醒者，痰气闭窍道也，宜通关开窍丹。

皂角末一钱　半夏末一钱五分

凡汤火伤，不可冷水逼劫者，热气恐内攻也，宜黄连白虎汤。

石膏四钱　知母三钱　甘草一钱五分　黄连五分　花粉三钱　淡竹叶二钱　外用大黄末，麻油调敷。

投水溺死，水不得出，闭气者，当撬口通窍也，宜吹气吹药方。

用竹管吹两耳，用生半夏末吹鼻中，用皂角末吹下部中，水出则气回。

救自缢死，恐其颈垂气泻者，当抵肛提发也，宜推拿按摩方。

不可断绳，当解下放平，一人提其发，使颈直。一人抵其肛，使气不泻，再用两人按摩推拿，曲折手足，复用竹管吹耳中，良久取嚏，进姜汤而活。

疯犬伤人发狂，诸药不进者，瘀毒在胞宫也，宜火照万灵丹。

金樱子、蛴螬烘干共末，纸包裹菜油浸，风吹过去病人衣裤缚之燃此火，此上下照，四面照之立愈，灵验之至。未疯之前用马涎子、地榆，煎人参败毒散，服之立效。加紫竹根、明雄亦妙。

图书在版编目（CIP）数据

医易通说；医学见能／（清）唐容川著. —太原：山西科学技术出版社，2024.1
ISBN 978 – 7 – 5377 – 6014 – 0

Ⅰ.①医… Ⅱ.①唐… Ⅲ.①中医医药学—中国—清代 Ⅳ.①R2 – 52

中国国家版本馆 CIP 数据核字（2023）第 185761 号

医易通说；医学见能
YI YI TONG SHUO；YI XUE JIAN NENG

出 版 人	阎文凯	
著 者	（清）唐容川	
校 注 者	周劲草	
责 任 编 辑	王 璇	
封 面 设 计	吕雁军	

出 版 发 行　山西出版传媒集团·山西科学技术出版社
　　　　　　　地址　太原市建设南路 21 号　邮编　030012
编辑部电话　0351 – 4922135
发行部电话　0351 – 4922121
经　　　销　各地新华书店
印　　　刷　山西基因包装印刷科技股份有限公司

开　　　本　880mm×1230mm　1/32
印　　　张　5.25
字　　　数　96 千字
版　　　次　2024 年 1 月第 1 版
印　　　次　2024 年 1 月第 1 次印刷

书　　　号　ISBN 978 – 7 – 5377 – 6014 – 0
定　　　价　28.00 元